高职高专临床医学类专业"岗、课、赛、证"融媒体系列教材

内科学实践技能指导

NEIKEXUE SHIJIAN JINENG ZHIDAO

主　编　刘　丽　陈　莉
副主编　甄　臻　林华伟　周　国
编　委（按姓名拼音排序）
　　　　陈　莉（山东省立第三医院）
　　　　郭凡雯（山东医学高等专科学校）
　　　　林华伟（山东医学高等专科学校）
　　　　刘　丽（山东医学高等专科学校）
　　　　刘雪梅（山东医学高等专科学校）
　　　　魏　巍（山东省立第三医院）
　　　　张　莉（山东省立第三医院）
　　　　甄　臻（山东医学高等专科学校）
　　　　周　国（山东省立第三医院）

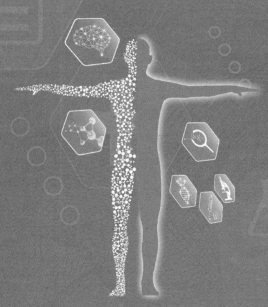

西安交通大学出版社
XI'AN JIAOTONG UNIVERSITY PRESS
国家一级出版社
全国百佳图书出版单位

图书在版编目(CIP)数据

内科学实践技能指导／刘丽,陈莉主编.—西安:西安交通大学出版社,2023.2
ISBN 978-7-5693-3030-4

Ⅰ.①内… Ⅱ.①刘… ②陈… Ⅲ.①内科学—教材 Ⅳ.①R5

中国国家版本馆 CIP 数据核字(2023)第 007311 号

书　　名	内科学实践技能指导
主　　编	刘　丽　陈　莉
责任编辑	张沛烨
责任校对	秦金霞

出版发行　西安交通大学出版社
　　　　　(西安市兴庆南路1号　邮政编码 710048)
网　　址　http://www.xjtupress.com
电　　话　(029)82668357　82667874(市场营销中心)
　　　　　(029)82668315(总编办)
传　　真　(029)82668280
印　　刷　西安五星印刷有限公司

开　　本　787mm×1092mm　1/16　印张　8.5　字数　162 千字
版次印次　2023 年 2 月第 1 版　2023 年 2 月第 1 次印刷
书　　号　ISBN 978-7-5693-3030-4
定　　价　50.80 元

如发现印装质量问题,请与本社市场营销中心联系。
订购热线：(029)82665248　(029)82667874
投稿热线：(029)82668803　(029)82668805

版权所有　侵权必究

前 言

内科学实践技能是内科临床教学的重要内容。本教材编写的目的是通过对标准化病人进行常见症状的病史采集,运用内科学知识对疾病进行分析,强化学生对临床基础知识的掌握,提升学生对所学临床知识的综合应用能力,帮助学生培养和建立正确的内科学临床诊疗思维,提高诊断分析能力和临床思维能力。

本教材编写根据教育部提出的"大力推行工学结合、突出实践能力、改革人才培养模式"等要求,以基层工作岗位胜任力为目标,以高等职业学校临床医学专业教学标准为导向,以助理执业资格考试要求为依据,首次采用了新型活页式＋配套信息化资源的形式,引入典型案例,将内科学实训课程内容项目化、模块化、任务化、情境化,以最小的完整颗粒承载最基本的单元任务,适应项目引领、任务驱动、情境模拟的"教、学、做一体化"模式。

本教材紧扣课程思政教育教学改革精神,严格遵循教育部关于《高等学校课程思政建设指导纲要》的要求,在专业课程中融入了"课程思政"元素,旨在加强爱国主义教育,培养学生的专业素质和职业道德,培养合格的社会主义事业接班人。

本教材编写融入了"1＋X"内容,帮助学生在获得学历证书的同时,取得多类职业技能等级证书;基于"岗、课、赛、证"融通的思路,对项目任务、考核内容均做了筛选,以期做到详略得当、重点突出;所列举的考核内容具体、可测,模拟真实考试场景,评分标准参照真实考试,对本书未提供之考核内容有借鉴价值。

本教材适用于三年制高职高专临床医学专业学生,可为实训带教老师提供参考资料,对口腔医学技术、康复治疗技术、眼视光技术等专业的学生也有借鉴作用。

本教材在编写过程中得到了学校领导及医院相关专家的关心与支持，全体编写人员以高度负责、认真严谨的态度完成了编写任务，在此向他们及所有关心、支持本教材的同人一并表示最真诚的谢意。

由于编者水平有限、时间仓促，因此书中难免存在疏漏与不足，恳请广大师生和读者批评指正，以便再版时修改、完善。

编 者

2022 年 12 月

目录 CONTENTS

项目一	慢性阻塞性肺疾病	1
项目二	支气管哮喘	10
项目三	肺　炎	17
项目四	心力衰竭	24
项目五	冠心病、心绞痛	32
项目六	高血压病	39
项目七	消化性溃疡	45
项目八	肝硬化	52
项目九	上消化道出血	59
项目十	慢性肾小球肾炎	66
项目十一	尿路感染	73
项目十二	缺铁性贫血	81
项目十三	急性白血病	88
项目十四	甲状腺功能亢进症	95
项目十五	糖尿病	101
项目十六	类风湿性关节炎	108
项目十七	系统性红斑狼疮	114
项目十八	脑出血	121
参考答案		128
参考文献		130

项目一 慢性阻塞性肺疾病

实训目标

知识目标	掌握	慢性阻塞性肺疾病的临床表现、诊断和治疗	☆☆☆
	熟悉	病史采集及病例分析的流程	☆☆
	了解	慢性阻塞性肺疾病的病因和发病机制	☆
素质目标		提升学生正确的临床思维能力	☆
		体会如何与患者沟通，建立良好的医患关系	☆

实训方法

1. PBL 教学：由 1 名学生模拟标准化病人，其余学生分组进行病史采集和病例讨论。
2. 教师针对学生讨论结果进行讲评、总结。
3. 实训结束后，总结病例讨论内容，书写实训报告。

实训准备

实训室、标准化病人（提前培训）、笔、记录本。

标准化病人

王××，男，63 岁。咳嗽、咳痰、呼吸困难 3 天，神志不清 1 天。

15 年来反复出现咳嗽，咳白色泡沫样痰，进而咳黄痰，并出现气短，尤以过劳、受凉后明显，伴双下肢水肿。每年冬春季节好发，平均每年发作时间累计超过 3 个月。3 天前受凉后出现咳嗽、咳痰加重，痰为黄色黏痰，量较前明显增多，伴呼吸困难，轻度活动后气短。昨夜烦躁、失眠，自服 2 片地西泮（安定）入睡，晨起出现神志差，遂紧急来院就诊。有 20 余年吸烟史。

体格检查 体温 37.6℃，脉搏 100 次/分，呼吸 23 次/分，血压 135/90mmHg。神志差，喘息貌，口唇发绀。全身浅表淋巴结未触及肿大。桶状胸，叩诊呈过清音，呼吸音稍低，双下肺可闻及散在细湿啰音，偶闻及哮鸣音。心率 100 次/分，律齐，未闻及杂音及附加音。肝肋下 2cm，质软，无触痛，肝颈静脉回流征（－），脾肋下未触及。双下肢水肿，无杵状指。

实验室检查 血常规:白细胞(WBC)12.8×10^9/L,中性粒细胞(N)86%,淋巴细胞(L)11%,嗜酸性粒细胞(E)0.03,红细胞(RBC)6.5×10^{12}/L,血红蛋白(Hb)78.5g/L。血生化:血清钾4.2mmol/L,血清钠140mmol/L,血清氯100mmol/L;血pH 7.4。肺功能:动脉血氧分压(PaO_2)52mmHg,动脉二氧化碳分压($PaCO_2$)70.2mmHg,二氧化碳结合力27mmol/L。

器械检查 心电图、胸部X线片如图1-1、图1-2所示。

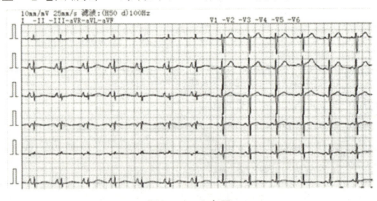

图1-1 心电图

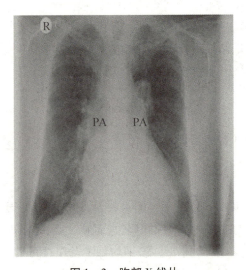

图1-2 胸部X线片

实训内容

任务一:病史采集

患者,男,63岁。咳嗽、咳痰、呼吸困难3天,神志差1天。

(1)围绕该患者的简要病史进行分组讨论,分析导致其出现这些症状的原因有哪些。为明确诊断,还需了解患者的哪些信息?

（2）请对该患者进行问诊。问诊要条理性强，能抓住重点，围绕病情询问。问诊过程要注意运用医患沟通的方法和技巧，重视人文关怀。

（3）请将对该患者进行病史采集（问诊）的过程填入下表。

病史采集	满分（15分）	得分
一、问诊内容	13分	
（一）现病史		
1. 根据主诉及相关鉴别询问		
（1）发病诱因		
（2）咳嗽		
（3）咳痰		
（4）呼吸困难		
（5）意识障碍		
（6）伴随症状		
2. 诊疗经过		
（1）是否曾到过医院就诊，做过哪些检查		
（2）治疗及用药情况		√①
3. 一般情况		
患病以来精神、睡眠及近期体重变化情况		√
（二）相关病史		
1. 有无药物过敏史		√
2. 与该病有关的其他病史		
二、问诊技巧	2分	
1. 条理性强，能抓住重点		
2. 能围绕病情询问		
注意事项：①主要症状和次要症状的具体情况、特点要详尽。②诊疗经过要根据题目适当扩展。③相关病史要根据简要病史适当扩展	学生得分	

任务二：病例分析

标准化病人病历摘要（见本项目标准化病人）。

（1）围绕患者病历进行分组讨论，给出初步诊断，说明诊断依据，进行鉴别诊断。为

---

① 表格中标有"√"的内容不需要学生填写。

明确诊断,还需要进一步完善哪些检查?为该患者制订治疗方案。

(2)请将病例分析的结果填入下表。

病例分析	满分(22分)	得分
一、初步诊断(请学生列举主要诊断,次要诊断已给出)	4分	
1.		
2.肺内感染		
3.肺心病		
4.肺性脑病		
5.Ⅱ型呼吸衰竭		
二、诊断依据(初步诊断错误,诊断依据不得分)	5分	
1.主要诊断依据		
(1)		
(2)		
(3)		
(4)		
(5)		
2.次要诊断依据(略)		
三、鉴别诊断	4分	
1.		
2.		
3.		
4.		
四、进一步检查	5分	
1.		
2.		
3.		
五、治疗原则	4分	
1.		
2.		
3.		

续表

病例分析	满分（22分）	得分
注意事项：1. 诊断需注意病变的急性、慢性、部位、分级、分度和分期 2. 主要诊断依据包括：①年龄、性别、主诉；②症状的具体情况；③主要阳性体征的检查结果；④有临床意义的辅助检查结果；⑤与该病发生有关的病史 3. 次要诊断依据包括：①症状、体征；②辅助检查结果 4. 写出 3 或 4 个鉴别诊断 5. 治疗原则填写不用太具体	学生得分	

任务解读

一、病史采集解读

1. 咳嗽与咳痰的病史采集要点

病史采集应着重了解咳嗽与咳痰的可能诱因，起病的缓急，首发或复发，进展情况等。

（1）可能的诱因：有无受凉、劳累。

（2）咳嗽、咳痰的特点：①咳嗽的性质、音色、程度，发生的时间和规律，病情加重或缓解的因素。②咳痰时痰的性状和量，病情加重或缓解的因素。

（3）伴随症状：有无咯血、呼吸困难，有无乏力、盗汗，有无咽痛、头痛和肌肉酸痛。

（4）与该病有关的其他病史：既往有无类似病史，有无特殊用药史，有无大量饮酒史，有无疫区旅游与疫水接触史，有无家族病史。

2. 咳嗽与咳痰的病因鉴别

（1）咳嗽与咳痰伴发热，多见于急性上呼吸道感染、急性下呼吸道感染、肺结核、胸膜炎等。

（2）咳嗽与咳痰伴胸痛，多见于肺炎、胸膜炎、支气管肺癌、肺栓塞和自发性气胸等。

（3）咳嗽与咳痰伴呼吸困难，多见于喉水肿、喉肿瘤、支气管哮喘、慢性阻塞性肺疾病（COPD）、重症肺炎、肺结核、大量胸腔积液、气胸、肺淤血、肺水肿及气管或支气管异物。

（4）咳嗽与咳痰伴咯血，多见于支气管扩张、肺结核、肺脓肿、支气管肺癌、二尖瓣狭窄、支气管结石、肺含铁血黄素沉着症等。

（5）咳嗽与咳痰伴大量脓痰，多见于支气管扩张、肺脓肿、肺囊肿合并感染和支气管胸膜瘘。

二、病例分析解读

1. 病史分析

病史特点：①老年男性，慢性病史。②15年来反复出现咳嗽，咳白色泡沫样痰，进而咳黄痰，并出现气短。③3天前受凉后出现咳嗽、咳痰加重，痰为黄色黏痰，量较前明显增多，伴呼吸困难，轻度活动后气短。

该患者主要症状为咳嗽、咳痰、气短，尤以过劳、受凉后明显，伴双下肢水肿；冬春季节好发，每年平均发作时间累计超过3个月；兼有慢性病史，考虑慢性阻塞性肺疾病可能性大。

2. 体格检查分析

该患者神志差提示可能由于缺氧和二氧化碳潴留导致肺性脑病；喘息貌、口唇发绀提示存在呼吸困难；低热和双肺可闻及细湿啰音及哮鸣音提示存在呼吸系统感染；桶状胸、叩诊呈过清音是肺气肿体征；肝大、双下肢水肿提示体循环淤血。因此，对该患者慢性阻塞性肺疾病的诊断基本成立，肺气肿体征是其特征性表现之一。

3. 辅助检查分析

血常规示白细胞、中性粒细胞增高，淋巴细胞降低，提示存在肺内细菌感染；动脉血氧分压（PaO_2）降低，动脉二氧化碳分压（$PaCO_2$）增高，提示Ⅱ型呼吸衰竭。胸部X线片示两肺透过度增强，提示肺气肿。X线片示肺动脉段突出，右心室增大，结合心电图示肺性P波，右心室高电压提示肺心病。

4. 诊断

（1）慢性阻塞性肺疾病。

（2）肺内感染。

（3）肺心病。

（4）肺性脑病。

（5）Ⅱ型呼吸衰竭。

5. 鉴别诊断

（1）支气管哮喘：早年发病（通常在儿童期），每日症状变化快，夜间和清晨症状加重，可合并过敏性鼻炎和/或湿疹，过敏体质，部分有哮喘家族史。肺功能检查气道阻塞和气流受可逆性较大。

（2）支气管扩张：常反复咳嗽、咳痰（大量脓痰）、咯血，合并细菌感染，而慢性阻塞性肺疾病患者多无咯血。查体肺部有湿啰音，有杵状指，胸部X线片或CT提示支气管扩张、管壁增厚，可与慢性阻塞性肺疾病相鉴别。

(3)肺结核:所有年龄均可发病,有午后低热、乏力、盗汗等结核中毒症状。胸部X线片提示肺浸润性病灶或结节状、空洞样改变,微生物学检查可与慢性阻塞性肺疾病明确区分。流行地区高发。

(4)弥漫性泛细支气管炎:主要发生于亚洲人群,与慢性阻塞性肺疾病多发生于吸烟者不同,该病患者多为男性非吸烟者,几乎均有慢性鼻窦炎病史,胸部X线片和高分辨率CT提示弥漫性小叶中央结节影和过度充气征。

6. 治疗原则

(1)一般处理。

(2)应用抗生素。

(3)控制心衰。

(4)应用支气管扩张剂。

(5)抗凝和预防、纠正潜在的水、电解质紊乱。

直通医考

1. 阻塞性肺气肿最常见的病因是( )
   A. 支气管哮喘　　　　B. 支气管扩张　　　　C. 慢性支气管炎
   D. 重症肺结核　　　　E. 肺尘埃沉着病(尘肺)

2. 慢性阻塞性肺疾病(COPD)的标志性症状是( )
   A. 突然出现呼吸困难　B. 逐渐加重的呼吸困难　C. 喘息
   D. 发绀　　　　　　　E. 心悸

3. 患者,男,50岁,慢性支气管病史10年,近1年逐渐出现活动后气短。为明确有无慢性阻塞性肺疾病,下列检查中最有意义的是( )
   A. 胸部X线片　　　　B. 肺部CT　　　　　C. 血常规
   D. 肺功能检查　　　　E. 痰培养

4. 用于判断慢性阻塞性肺疾病严重程度的肺功能指标是( )
   A. MVV占预计值百分比　B. FVC占预计值百分比　C. RV/TLC
   D. FEV_1/FVC　　　　　E. FEV_1占预计值百分比

健康中国

中国吸烟危害健康报告2020

为提高人民群众对烟草危害的认知水平,引导公众自觉控烟,提升全民健康素养水平,国家卫生健康委牵头,委托中日友好医院,以中国工程院院士王辰为专家组组长,邀请控烟、慢性呼吸系统疾病、恶性肿瘤、心血管疾病、糖尿病、公共卫生等领域的权威专家组成专家委员会,在《中国吸烟危害健康报告(2012版)》的基础上,修订完成了《中国吸烟危害健康报告2020》,报告重点更新了吸烟和二手烟暴露的流行情况及危害健康的证据,特别是与呼吸系统疾病、恶性肿瘤、心脑血管疾病、糖尿病"四大慢病"的关系,同时新增了电子烟对健康的危害内容。

一、吸烟与二手烟暴露的流行状况

自世界卫生组织《烟草控制框架公约》生效以来,越来越多的国家采用有效的措施进行控烟,2007—2017年全球15岁以上人群吸烟率降至19.2%。我国吸烟人数超过3亿,2018年我国15岁以上人群吸烟率为26.6%,其中男性吸烟率为50.5%。我国每年100多万人因烟草失去生命,如果不采取有效行动,预计到2030年将增至每年200万人,到2050年增至每年300万人。

二、吸烟与呼吸系统疾病

吸烟损害肺部结构、肺功能和呼吸道免疫系统功能,引起多种呼吸系统疾病。有充分证据说明,吸烟可以导致慢性阻塞性肺疾病、呼吸系统感染、肺结核、多种间质性肺疾病,且吸烟量越大、吸烟年限越长,疾病的发病风险越高。有证据提示,吸烟可以增加支气管哮喘、小气道功能异常、静脉血栓塞症、睡眠呼吸暂停、尘肺的发病风险。戒烟可明显降低上述疾病的发病风险,并改善疾病预后。

三、吸烟与恶性肿瘤

烟草烟雾中含有至少69种致癌物,当人体暴露于这些致癌物中时,致癌物会引起体内关键基因发生永久性突变并逐渐积累,正常生长调控机制失调,导致恶性肿瘤发生。有充分证据说明,吸烟可导致肺癌、喉癌、膀胱癌、胃癌、宫颈癌、卵巢癌、胰腺癌、肝癌、食管癌、肾癌等,吸烟量越大、吸烟年限越长,疾病的发病风险越高。有证据提示,吸烟可以增加急性白血病、鼻咽癌、结直肠癌、乳腺癌的发病风险。戒烟可明显降低这些癌症的发病风险,并改善疾病预后。

四、吸烟与心脑血管疾病

吸烟会损伤血管内皮功能,导致动脉粥样硬化改变,使血管腔变窄,动脉血流受阻,引发多种心脑血管疾病;吸烟还会影响心脑血管疾病的其他危险因素,产生协同作用。有充分证据说明,吸烟可以导致动脉粥样硬化、冠状动脉粥样硬化性心脏病、脑卒中、外周动脉疾病,吸烟量越大、吸烟年限越长,疾病的发病风险越高。有证据提示,吸烟可以增加高血压发病风险。戒烟可明显降低这些疾病的发病风险,并改善疾病预后。

五、吸烟与糖尿病

吸烟使拮抗胰岛素的激素分泌增加,影响细胞胰岛素信号转导蛋白的合成,抑制胰岛素的生成,长期吸烟还可引起脂肪组织的再分布,上述因素均可增加胰岛素抵抗。有充分证据说明,吸烟可以导致2型糖尿病,吸烟量越大,起始吸烟年龄越小,吸烟年限越长,发病风险越高。吸烟可以增加糖尿病大血管和微血管并发症的发生风险。有证据提示,长期戒烟可以降低吸烟者的2型糖尿病发病与死亡风险。

六、二手烟没有"安全水平"

二手烟中含有大量有害物质与致癌物,不吸烟者暴露于二手烟,同样会增加吸烟相关疾病的发病风险。有证据提示,二手烟暴露可以导致儿童哮喘、肺癌、冠心病等,二手烟暴露并没有所谓的"安全水平",短时间暴露于二手烟之中也会对人体的健康造成危害,排风扇、空调等通风装置存在也无法完全避免非吸烟者吸入二手烟。室内完全禁止吸烟是避免二手烟危害的唯一有效方法。

七、电子烟也不健康

有充分证据表明,电子烟是不安全的,会对健康产生危害。对于青少年而言,电子烟会对青少年的身心健康和成长造成不良后果,同时会诱导青少年使用卷烟。

——摘录自国家卫生健康委员会官网,网址:http://www.nhc.gov.cn/guihuaxxs/s7788/202105/c1c6d17275d94de5a349e379bd755bf1.shtml

项目二 支气管哮喘

实训目标

知识目标	掌握	支气管哮喘的临床表现、诊断和治疗	☆☆☆
	熟悉	病史采集及病例分析的流程	☆☆
	了解	支气管哮喘的病因和发病机制	☆
素质目标		提升学生正确的临床思维能力	☆
		体会如何与患者沟通,建立良好的医患关系	☆

实训方法

1. PBL教学:由1名学生模拟标准化病人,其余学生分组进行病史采集并展开病例讨论。
2. 教师针对学生讨论结果进行讲评、总结。
3. 实训结束后,总结病例讨论内容,书写实训报告。

实训准备

实训室、标准化病人(提前培训)、笔、记录本。

标准化病人

李××,男,35岁。咳嗽、发热7天,喘息2天。

患者7天前受凉后出现咽痛、咳嗽,以干咳为主,伴发热,最高体温38.5℃,口服感冒药后发热症状明显改善,但咳嗽症状改善不明显。2天前出现喘息,夜间明显,自觉呼吸时有"哨鸣音",常常于夜间憋醒,接触冷空气或闻到烟味后症状加重。既往患"过敏性鼻炎"10年,经常使用"抗过敏药物",无烟、酒嗜好。其父患哮喘多年。

体格检查 体温36.5℃,脉搏82次/分,呼吸25次/分,血压130/80mmHg,意识清楚,口唇无发绀,颈静脉无充盈。双肺可闻及广泛哮鸣音。心界不大,心率82次/分,律齐,未闻及杂音。腹软,肝、脾肋下未触及。双下肢无水肿,未见杵状指。

实验室检查 血常规:白细胞 $7.6×10^9$/L,中性粒细胞 75%,淋巴细胞 12%,嗜酸性粒细胞 10%,血红蛋白 135g/L,血小板(PLT) $234×10^9$/L。支气管激发试验(+)。血气分析:pH 7.49,血氧分压 88.5mmHg,二氧化碳分压 31.2mmHg,碱剩余(BE) 0.6mmol/L(未吸氧)。

器械检查 胸部 X 线片:未见明显异常。皮肤过敏原检测(+)(见图 2-1)。

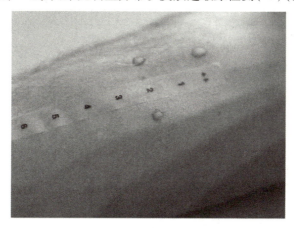

图 2-1 皮肤过敏原检测结果

实训内容

任务一:病史采集

患者,男,35 岁。咳嗽、发热 7 天,喘息 2 天。

(1)围绕该患者的简要病史进行分组讨论,分析导致其出现这些症状的原因有哪些。为明确诊断,还需了解患者的哪些信息?

(2)请对该患者进行问诊。问诊要条理性强,能抓住重点,围绕病情询问。问诊过程运用医患沟通的方法和技巧,重视人文关怀。

(3)请将对该患者进行病史采集(问诊)的过程填入下表。

病史采集	满分 (15 分)	得分
一、问诊内容	13 分	
(一)现病史		
1.根据主诉及相关鉴别询问		
(1)发病诱因		
(2)咳嗽		
(3)发热		

续表

病史采集	满分 (15分)	得分
(4)呼吸困难		
(5)伴随症状		
2.诊疗经过		
(1)是否曾到过医院就诊,做过哪些检查		
(2)治疗及用药情况		√
3.一般情况		
患病以来精神、饮食、睡眠、大小便及近期体重变化情况		√
(二)相关病史		
1.有无药物过敏史		√
2.与该病有关的其他病史		
二、问诊技巧	2分	
1.条理性强,能抓住重点		
2.能围绕病情询问		
注意事项:①主要症状和次要症状的具体情况、特点要详尽。②诊疗经过要根据题目适当扩展。③相关病史要根据简要病史适当扩展	学生得分	

任务二:病例分析

标准化病人病历摘要(见本项目标准化病人)。

(1)围绕该患者的病历进行分组讨论,给出初步诊断,说明诊断依据,进行鉴别诊断。为明确诊断,还需要进一步完善哪些检查?为该患者制订治疗方案。

(2)请将病例分析的结果填入下表。

病例分析	满分 (22分)	得分
一、初步诊断(请学生列举主要诊断,次要诊断已给出)	4分	
1.		
2.呼气性碱中毒		
3.过敏性鼻炎		
二、诊断依据(初步诊断错误,诊断依据不得分)	5分	
1.主要诊断依据		
(1)		

续表

病例分析	满分 (22分)	得分
(2)		
(3)		
(4)		
(5)		
2.次要诊断依据(略)		
三、鉴别诊断	4分	
1.		
2.		
3.		
4.		
四、进一步检查	5分	
1.		
2.		
五、治疗原则	4分	
1.		
2.		
3.		
注意事项	1.诊断需注意病变的急性、慢性、部位、分级、分度和分期 2.主要诊断依据包括：①年龄、性别、主诉；②症状的具体情况；③主要阳性体征的检查结果；④有临床意义的辅助检查结果；⑤与该病发生有关的病史 3.次要诊断依据包括：①症状、体征；②辅助检查结果 4.写出3或4个鉴别诊断 5.治疗原则填写不用太具体	学生得分

 任务解读

一、病史采集解读

1.呼吸困难的病史采集要点

病史采集应着重了解呼吸困难的可能诱因,起病的缓急,首发或复发,进展情况等。

（1）可能的诱因:有无接触过敏原、受凉、上呼吸道感染、运动、服用药物。

(2)呼吸困难的特点:呼吸困难的程度、持续时间和发作频率,有无季节性,有无夜间发作,有无喘鸣,病情加重或缓解因素(与体位和活动的关系)。

(3)伴随症状:有无发热、胸痛、咯血,有无心悸、双下肢水肿,有无大汗、意识障碍等。

(4)与该病有关的其他病史:既往有无类似病史,有无特殊用药史,有无疫区旅游与疫水接触史,有无家族病史。

2.呼吸困难的病因鉴别

(1)呼吸困难伴中等程度以上的发热、胸痛、咳嗽、咳痰或咯血,多见于肺炎、胸膜炎、肺结核、肺癌合并感染、肺栓塞、慢性支气管炎、肺脓肿等。

(2)呼吸困难伴午后低热、盗汗、乏力、食欲不振、消瘦,多见于肺结核、结核性胸膜炎等。

(3)呼吸困难伴有意识障碍,多见于肺性脑病、肝性脑病、尿毒症、各种中毒、脑炎、脑膜炎、脑出血和脑外伤等。

二、病例分析解读

1.病史分析

病史特点:①青年男性。②咳嗽,发热7天,喘息2天。③既往患"过敏性鼻炎"10年。

该患者7天前受凉后出现咽痛、咳嗽,以干咳为主,2天前出现喘息,夜间明显,自觉呼吸时有"哨鸣音"。反复发作性咳嗽、喘息、呼气性呼吸困难,是支气管哮喘的典型表现。对冷空气或烟味比较敏感,既往患"过敏性鼻炎"10年,说明环境中的变应原与疾病发作有关。有家族史,其父患哮喘多年。

2.体格检查分析

查体可见该患者呼吸频率加快,常为支气管哮喘初期表现;双肺广泛哮鸣音,是支气管哮喘的典型体征;余体格检查未见明显异常,所以支气管哮喘的诊断基本成立。

3.辅助检查分析

(1)支气管激发试验阳性,提示支气管哮喘。血气分析示pH值升高,二氧化碳分压降低,由于发病初期过度通气,出现一过性低碳酸血症,提示存在呼吸性碱中毒。

(2)综合辅助检查特点分析:患者支气管激发试验阳性,二氧化碳分压降低,支持支气管哮喘的诊断。

4.诊断

(1)支气管哮喘急性发作期。

(2)呼吸性碱中毒。

(3)过敏性鼻炎。

5. 鉴别诊断

(1)心源性哮喘:发作时的症状与哮喘相似,可表现为突发憋喘、呼吸困难、咳泡沫样痰,查体可闻及广泛干、湿啰音。但此类患者多有高血压、冠状动脉粥样硬化性心脏病、风湿性心脏病等病史。若病情允许,做胸部 X 线检查时,可见心脏增大、肺淤血。若难以鉴别,可雾化吸入 β_2 肾上腺素受体激动剂或静脉注射氨茶碱试验性治疗。

(2)支气管肺癌:多见于中老年人,可反复咳嗽、咳痰,痰中带血,或出现刺激性咳嗽,胸部占位性病变,痰脱落细胞检查和支气管镜检查等有助于明确诊断。

(3)肺结核:可有午后低热、乏力、盗汗等结核中毒症状,X 线检查可见肺内结核性病变,血沉增快,痰检发现结核分枝杆菌。

(4)慢性阻塞性肺疾病:以反复咳嗽、咳痰和呼吸困难为主要表现,肺功能发生不可逆改变;好发于老年人,发病以吸烟人群为主。

6. 治疗原则

(1)祛除诱因(使该患者脱离致敏原环境、抗感染)。

(2)联合使用支气管舒张剂(β_2 受体激动剂、茶碱、抗胆碱药物)。

(3)吸入糖皮质激素。

(4)对患者进行病情监测和健康教育。

直通医考

1. 支气管哮喘的特征不包括(　　)

A. 慢性、阵发性或季节性发作　　B. 心脏无特殊体征　　C. 咳粉红色泡沫样痰

D. 肺部以哮鸣音为主　　E. 呼气性呼吸困难

2. 支气管哮喘发作时最重要的体征是(　　)

A. 颈静脉怒张　　B. 胸廓饱满　　D. 两肺叩诊呈过清音

C. 两肺哮鸣音　　E. 发绀

3. 重度哮喘发作时,下列血气检测结果可能有误的是(　　)

A. $PaCO_2$ 降低　　B. PaO_2 降低　　C. pH 降低

D. SaO_2 降低　　E. BE 为负值

4. 治疗中、重度支气管哮喘发作的首选药物是(　　)

A. 糖皮质激素　　B. 抗过敏类　　C. 茶碱类

D. β_2 受体激动剂　　E. 钙拮抗剂

医者榜样

"最美医生奶奶"——盛锦云

我国儿科哮喘界的知名专家盛锦云教授于2019年10月24日,在中华医学会第24次全国儿科学术大会开幕式上,获得了"第七届中国儿科终身成就医师"的称号。此时虽然已是85岁高龄,但盛锦云教授仍然活跃在儿科门诊一线,在医学专业领域看病、授课、做研究、甚至做起了网络直播,她被网友赞称"最美医生奶奶"。

盛锦云是苏州大学附属儿童医院唯一以个人名字设有挂号窗口的医生,每天都有患者冲着她来医院看病。谈起自己85岁高龄仍然坚持在门诊一线接诊,盛锦云谦虚地说,"其实我也想安心享受退休生活,其实后辈们也都非常优秀,但是每次去门诊看到那些专门来找我的病人,我能做的就是尽力多看几个。"

盛锦云教授于1959年从上海第一医学院毕业,作为优秀的毕业生,她被分配到中国医学科学院儿科研究所。之后又响应国家号召调到甘肃工作。8年的西北工作经历在盛锦云心里留下了难以抹去的印记,更加坚定了当一名良医,为患者排忧解难的信念。1979年,她调到苏州市儿童医院工作,1982年开始对小儿哮喘流行病学进行研究,参加全国协作组完成了全国0~14岁儿童哮喘流行病学调研。在研究国内外临床资料后,结合丰富的临床经验,盛锦云开始推广GINA方案,也就是哮喘诊治的标准化方案,致力于推动规范、有效地治疗儿童哮喘。"算起来,我大约治疗了3万名哮喘的病人。一个月400个,一年5000个,一年大概3000个新病人。"盛锦云表示,由于身体原因,自己现在的工作量已经非常小了,"早年身体好的时候,一天100多个患者也是常事"。

近年来,盛锦云把工作重心放在了科普宣传上,通过网络直播普及儿童哮喘知识。说到利用网络普及医学知识,盛锦云显得兴致勃勃:"网络直播是个很好的途径,我在门诊一天最多也就看一百多个人,也不可能每个人都讲得特别细。但是直播科普,一场好几万人看,还可以在线解答问题,效率高很多。"

——节选自新华网,网址:http://www.xinhuanet.com/politics/2019-10/31/c_1125173911.ht

项目三 肺　炎

 实训目标

知识目标	掌握	肺炎的临床表现、诊断和治疗	☆☆☆
	熟悉	病史采集及病例分析的流程	☆☆
	了解	肺炎的病因和发病机制	☆
素质目标		提升学生正确的临床思维能力	☆
		体会如何与患者沟通,建立良好的医患关系	☆

 实训方法

1. PBL教学:由1名学生模拟标准化病人,其余学生分组进行病史采集并展开病例讨论。
2. 教师针对学生讨论结果进行讲评、总结。
3. 实训结束后,总结病例讨论内容,书写实训报告。

 实训准备

实训室、标准化病人(提前培训)、笔、记录本。

 标准化病人

赵×,男,37岁。发热伴咳嗽、咳痰3天,加重伴左侧胸痛1天。

患者3天前冲凉水澡后出现发热,体温最高达38.5℃,伴咳嗽、咳少量脓性痰。口服感冒药治疗效果欠佳。1天前,上述症状加重,伴畏寒、左侧胸痛,胸痛于咳嗽和深吸气时加剧。平素体健。吸烟17年,3~5支/日,少量饮酒。否认传染病接触史,否认遗传病家族史。

体格检查　体温39.3℃,脉搏96次/分,呼吸25次/分,血压118/82mmHg。急性热病容。左侧呼吸动度差,左下肺触觉震颤减弱,叩诊呈浊音,呼吸音减弱,余肺呼吸音清晰,双肺未闻及干、湿啰音及胸膜摩擦音。心界不大,心率96次/分,律齐,未闻及杂音。

肝、脾肋下未触及。双下肢无水肿。

实验室检查 血常规：白细胞 $15.8 \times 10^9/L$，中性粒细胞 91%，红细胞 $5.3 \times 10^{12}/L$，血红蛋白 147g/L，血小板 $269 \times 10^9/L$。

器械检查 胸部 X 线片示左下肺斑片状密度增高影，左侧肋膈角消失，上缘呈外高内低弧形。

 实训内容

任务一：病史采集

患者，男，37 岁。发热伴咳嗽、咳痰 3 天，加重伴左侧胸痛 1 天。

（1）围绕该患者的简要病史进行分组讨论，分析导致其出现这些症状的原因有哪些。为明确诊断，还需了解患者的哪些信息？

（2）请对该患者进行问诊。问诊要条理性强，能抓住重点，围绕病情询问。问诊过程运用医患沟通的方法和技巧，重视人文关怀。

（3）请将对该患者进行病史采集（问诊）的过程填入下表。

病史采集	满分(15分)	得分
一、问诊内容	13 分	
（一）现病史		
1. 根据主诉及相关鉴别询问		
（1）发病诱因		
（2）发热		
（3）咳嗽		
（4）咳痰		
（5）呼吸困难		
（6）胸痛		
（7）伴随症状		
2. 诊疗经过		
（1）是否曾到过医院就诊，做过哪些检查		
（2）治疗及用药情况	√	
3. 一般情况		
患病以来精神、睡眠及近期体重变化情况	√	
（二）相关病史		

续表

病史采集	满分 (15分)	得分
1.有无药物过敏史		√
2.与该病有关的其他病史		
二、问诊技巧	2分	
1.条理性强,能抓住重点		
2.能围绕病情询问		
注意事项:①主要症状和次要症状的具体情况、特点要详尽。②诊疗经过要根据题目适当扩展。③相关病史要根据简要病史适当扩展	学生得分	

任务二:病例分析

标准化病人病历摘要(见本项目标准化病人)。

(1)围绕该患者的病历进行分组讨论,给出初步诊断,说明诊断依据,进行鉴别诊断。为明确诊断,还需要进一步完善哪些检查?为该患者制订治疗方案。

(2)请将该患者病例分析的结果填入下表。

病例分析	满分 (22分)	得分
一、初步诊断(请学生列举主要诊断,次要诊断已给出)	4分	
1.		
2.左侧肺炎性胸腔积液		
二、诊断依据(初步诊断错误,诊断依据不得分)	5分	
1.主要诊断依据		
(1)		
(2)		
(3)		
(4)		
(5)		
2.次要诊断依据(略)		
三、鉴别诊断	4分	
1.		
2.		

续表

病例分析	满分 (22分)	得分
3.		
4.		
四、进一步检查	5分	
1.		
2.		
3.		
4.		
5.		
五、治疗原则	4分	
1.		
2.		
3.		
注意事项	1.诊断需注意病变的急性、慢性、部位、分级、分度和分期 2.主要诊断依据包括:①年龄、性别、主诉;②症状的具体情况;③主要阳性体格检查结果;④有临床意义的辅助检查结果;⑤与该病发生有关的病史 3.次要诊断依据包括:①症状、体征;②辅助检查结果 4.写出3或4个鉴别诊断 5.治疗原则填写不用太具体	学生得分

 任务解读

一、病史采集解读

1. 发热的病史采集要点

病史采集应着重了解发热的可能诱因,起病的缓急,首发或复发,进展情况等。

(1)可能的诱因:感染、外出旅游、不洁饮食、服用特殊药物、饮酒等。

(2)发热的特点:热度、热型,有无畏寒或寒战。

(3)伴随症状:有无流涕、咽痛、咳嗽、咳痰,有无头痛、呕吐。

(4)与该病有关的其他病史:有无类似病史,有无传染病接触史,有无类似疾病家族史。

2. 发热的病因鉴别

(1) 发热伴寒战,多见于大叶性肺炎、败血症、疟疾等。

(2) 发热伴皮疹,多见于水痘、麻疹、风湿热等。

(3) 发热伴结膜充血,多见于斑疹伤寒、麻疹、流行性出血热等。

二、病例分析解读

1. 病史分析

病史特点:①青年男性,37 岁。②发热伴咳嗽、咳痰 3 天,加重伴左侧胸痛 1 天。

该患者有冲凉水澡的发病诱因,后出现咳嗽、咳痰,体温升高,并有患侧胸痛,首先应考虑肺炎可能。肺炎球菌性肺炎是由肺炎链球菌所引起的肺炎,约占社区获得性肺炎的 50% 以上。患者发病前常有受凉、淋雨、疲劳、病毒感染史,多有上呼吸道感染的前驱症状,表现为起病急骤,高热、寒战,全身肌肉酸痛,体温可在数小时内升至 39~40℃,或呈稽留热;呼吸系统症状有咳嗽、咳痰、胸痛;还有急性热病容,面颊绯红,鼻翼翕动。

2. 体格检查分析

患者体温升高,呼吸频率增快,急性热病容;左侧呼吸动度差,左下肺触觉震颤减弱,叩诊呈浊音(有肺实变),呼吸音减弱,故肺炎诊断基本成立。其中体温升高、叩诊呈浊音、左下肺触觉震颤减弱是其特征性表现。

3. 辅助检查分析

(1) 血常规示白细胞、中性粒细胞升高,提示肺部细菌感染。胸部 X 线片示左下肺斑片状密度增高影、左侧胸腔积液征象。

(2) 综合辅助检查特点分析:白细胞、中性粒细胞增高,胸部 X 线片提示左下肺炎、左侧胸腔积液,支持患者左下肺炎、左侧肺炎性胸腔积液的诊断。

4. 诊断

(1) 左下肺肺炎。

(2) 左侧肺炎性胸腔积液。

5. 鉴别诊断

(1) 肺结核:多有全身中毒症状,午后低热、盗汗、乏力、体重减轻等。胸部 X 线片示病变多在肺尖或锁骨上下,密度不匀,消散缓慢,可形成空洞或肺内播散。痰中可查及结核分枝杆菌。一般抗生素物治疗无效。

(2) 肺癌:无急性感染中毒症状,白细胞计数不高。有时痰中带血丝,若痰中发现癌细胞可确诊。

(3) 急性肺脓肿:早期肺脓肿临床表现与细菌性肺炎相似,但随着病程发展,咳出大量脓臭痰,胸部X线片显示空洞及气液平,易与肺炎鉴别。

(4)肺栓塞:通常有静脉血栓的危险因素,如血栓性静脉炎、心肺疾病、手术、肿瘤等病史,可出现咯血、晕厥、明显呼吸困难。

6.治疗原则

(1)休息、退热、止咳、营养支持。

(2)静脉滴注广谱抗生素。

(3)胸腔穿刺抽液(必要时行闭式引流)。

(4)防治并发症。

直通医考

1.肺炎时,不属于肾上腺皮质激素使用指征的是(   )

A.严重喘憋   B.中毒心脑病   C.感染性休克

D.呼吸衰竭   E.气胸

2.患者,男,65岁。诊断为肺炎球菌性肺炎,出现呼吸困难、发绀、心悸,心率150次/分,第一心音低钝,肝右肋下3cm,颈软,压痛(+),可能合并(   )

A.自发性气胸   B.呼吸衰竭   C.肺不张

D.心力衰竭   E.休克

3.患者,男,20岁。3天前受凉后出现咳嗽、咳白黏痰,发热39℃,胸部X线片示左下肺大片渗出影。予以青霉素静脉滴注,如有效则最先出现的是(   )

A.胸部X线片示片状阴影消散   B.咳嗽好转   C.体温降至正常

D.痰色转黄   E.痰量减少

医者榜样

中国抗击非典型肺炎、新型冠状病毒疫情的领军人物——钟南山

1936年10月,钟南山出生于江苏省南京市,南京有座钟山,所以父亲给他起名"钟南山",希望他像大山一样历经风雨依然屹立。

1960年,24岁的钟南山从北京医学院(现北京大学医学部)毕业,踏上了医学之路。对他而言,同患者在一起,让患者转危为安,就是最大的幸福。

2003年初,"非典"疫情来势汹汹,时任广州呼吸疾病研究所所长的钟南山说:"把重症患者都送到我这里来!"钟南山以客观事实和临床经验为依据,提出并证实"非典"病因是一种新型冠状病毒。在他的指挥下,广州呼吸疾病研究所摸索出一套有效的防治"非

典"的方案。"非典"过后,他依旧致力于呼吸系统疾病领域,向公众普及卫生知识,推动公共卫生事件应急体系建设。

2020年,新型冠状病毒疫情汹涌而来。"没有特殊的情况,就不要去武汉了!"迷雾笼罩的春节前夕,钟南山让人踏实的声音响起。他一边提醒大家,一边却逆行深入武汉,他乘坐高铁的照片"刷屏"朋友圈:在奔赴武汉的高铁餐车一角,钟南山满脸倦容,眉头紧锁,闭目养神,身前是一摞刚刚翻看的文件。这张照片感动了无数人,而他却简单回应:"当国家需要我,我责无旁贷。"此后,作为国家卫生健康委高级别专家组组长,钟南山带领团队只争朝夕,一边进行临床救治,一边开展科研攻关。

2020年9月8日上午,全国抗击新型冠状病毒疫情表彰大会在人民大会堂隆重举行,钟南山获颁"共和国勋章"。面对诸多荣誉,钟南山却始终谦虚地说:"我不过就是一个看病的大夫"。

——节选自国家卫生健康委员会官网,网址:http://www.nhc.gov.cn/xcs/bnfhyzby/202106/e8e0be3573fc46a881c478fadcd967e9.shtml

项目四　心力衰竭

实训目标

知识目标	掌握	心力衰竭的临床表现、诊断和治疗	☆☆☆
	熟悉	病史采集及病例分析的流程	☆☆
	了解	心力衰竭的病因和发病机制	☆
素质目标		提升学生正确的临床思维能力	☆
		体会如何与患者沟通,建立良好的医患关系	☆

实训方法

1. PBL教学:由1名学生模拟标准化病人,其余学生分组进行病史采集和逐步展开病例讨论。
2. 教师针对学生讨论结果进行讲评、总结。
3. 实训结束后,总结病例讨论内容,书写实训报告。

实训准备

实训室、标准化病人(提前培训)、笔、记录本。

标准化病人

杨××,男,73岁。9年前突发胸痛,呼吸困难1年,加重3小时。

患者9年前突发胸痛,为心前区压榨样疼痛,伴大汗,胸痛持续不缓解,向背部及左上肢放射,于外院急诊就诊,诊断为"急性下壁、后壁心肌梗死"。冠状动脉造影示右冠状动脉闭塞,行急诊介入治疗,前降支狭窄70%,此后进行规律冠心病治疗,胸痛未再发作,平时活动不受限。1年前间断出现夜间呼吸困难,坐位可缓解,白天活动耐力减退,平地步行300米即出现呼吸困难。无胸痛,无下肢水肿,间断利尿、扩血管治疗后症状好转。3天前患者受凉后出现咳嗽,咳少量白色黏痰,无发热,尿量逐渐减少,每日600~800mL,伴双下肢水肿。自觉腹胀、纳差。3小时前患者夜间睡眠中突发呼吸困难,不能平卧,咳粉红色泡沫样痰,伴大汗、喘息。近3天来,患者精神欠佳,睡眠、食欲差,尿量如前述,大便干结,2或3天一次,体重1月内增加5千克。既往有高血压病及2型糖尿病病史30年,3个月前患脑梗死。吸烟50年,约20支/日。

体格检查 体温36.8 ℃,呼吸30次/分,脉搏90次/分,血压80/180mmHg。重度喘息貌,颈静脉怒张,胸廓无畸形,双肺叩诊清音,双中下肺可闻及细湿啰音,伴呼气相哮鸣音。心尖冲动弥散,位于左锁骨中线外1.5cm,叩诊心界向左下扩大,心率110次/分,心律绝对不齐,第一心音强弱不等,$A_2 > P_2$,各瓣膜听诊区未闻及杂音。腹软,无压痛,肝肋下3cm,剑突下4cm,质软,有触痛,肠鸣音正常,4次/分,双下肢重度凹陷性水肿。

器械检查 心电图:心房颤动。胸部X线片:心影增大,肺门影增大,肺淤血,肺部感染表现。

 实训内容

任务一:病史采集

患者,男,73岁。突发胸痛9年,呼吸困难1年,加重3小时。

(1)围绕该患者的简要病史进行分组讨论,分析导致患者出现这些症状的原因有哪些。为明确诊断,还需了解患者的哪些信息?

(2)请对该患者进行问诊。问诊要条理性强,能抓住重点,围绕病情询问。问诊过程运用医患沟通的方法和技巧,重视人文关怀。

(3)请将对该患者进行病史采集(问诊)的过程填入下表。

病史采集	满分(15分)	得分
一、问诊内容	13分	
(一)现病史		
1.根据主诉及相关鉴别询问		
(1)发病诱因		
(2)呼吸困难		
(3)咳嗽		
(4)咳痰		
(5)水肿		
(6)伴随症状		
2.诊疗经过		
(1)是否曾到过医院就诊,做过哪些检查		

续表

病史采集	满分 (15分)	得分
(2)治疗情况及用药情况		√
3.一般情况		
患病以来精神、饮食、睡眠、大小便及近期体重变化情况		√
(二)相关病史		
1.有无药物过敏史		√
2.有无呼吸困难反复发作史		√
3.与该病有关的其他病史		
二、问诊技巧	2分	
1.条理性强,能抓住重点		
2.能围绕病情询问		
注意事项:①主要症状和次要症状的具体情况、特点要详尽。②诊疗经过要根据题目适当扩展。③相关病史要根据简要病史适当扩展	学生得分	

任务二:病例分析

标准化病人病历摘要(见本项目标准化病人)。

(1)围绕该患者的病历进行分组讨论,给出初步诊断,说明诊断依据,进行鉴别诊断。为明确诊断还需要进一步完善哪些检查?为该患者制订治疗方案。

(2)请将病例分析的结果填入下表中。

病例分析	满分 (22分)	得分
一、初步诊断(请学生列举主要诊断,次要诊断已给出)	3分	
1.		
2.		
3.肺部感染		
4.2型糖尿病		
5.陈旧脑梗死		
二、诊断依据(初步诊断错误,诊断依据不得分)	5分	
1.主要诊断依据		
(1)		

续表

病例分析	满分 (22分)	得分
(2)		
(3)		
(4)		
(5)		
2. 次要诊断依据（略）		
三、鉴别诊断	4分	
1.		
2.		
3.		
4.		
四、进一步检查	5分	
1.		
2.		
3.		
4.		
5.		
五、治疗原则	5分	
1.		
2.		
3.		
注意事项	1. 诊断需注意病变的急性、慢性、部位、分级、分度和分期 2. 主要诊断依据包括：①年龄、性别、主诉；②症状的具体情况；③主要阳性体征的检查结果；④有临床意义的辅助检查结果；⑤与该病发生有关的病史 3. 次要诊断依据包括：①症状、体征；②辅助检查结果 4. 写出3或4个鉴别诊断 5. 治疗原则填写不用太具体	学生得分

任务解读

一、病史采集解读

胸痛的病史采集要点见"项目五",呼吸困难的病史采集要点见"项目二",本部分主要讲述水肿的病史采集要点。

1. 水肿的病史采集要点

病史采集应着重了解水肿的可能诱因,起病的缓急,首发或复发,进展情况等。

(1)可能的诱因:劳累、情绪激动、感染等。

(2)水肿的特点:发病的缓急、程度,是否为凹陷性及对称性,有无其他部位水肿,加重或缓解因素(与活动、体位及呼吸的关系)。

(3)伴随症状:有无发热、咳嗽、咳痰、咯血,有无胸痛、胸闷、心悸,有无晕厥,有无腹痛,有无尿量减少,有无关节肿胀、皮肤红斑及皮下结节。

(4)与该病有关的其他病史:既往有无类似病史,有无高血压病史,有无反复上呼吸道感染、心律失常史,有无肝病、肾病、营养不良史。

2. 水肿的病因鉴别

(1)水肿伴肝大,多见于心源性水肿、肝源性水肿与营养不良性水肿等,若同时有静静脉怒张者,则为心源性水肿。

(2)水肿伴重度蛋白尿,多见于肾源性水肿,而轻度蛋白尿也常见于心源性水肿。

(3)水肿伴呼吸困难与发绀,多见于心脏病、上腔静脉阻塞综合症。

(4)水肿与月经周期有明显关系者,多见于经前期紧张综合征。

(5)水肿伴消瘦体重减轻,多见于营养不良性水肿等。

二、病例分析解读

1. 病史分析

病史特点:①老年男性,慢性病程,急性加重。②呼吸困难1年,加重3小时。③发病前有受凉诱因。④双下肢水肿,呼吸困难,不能平卧,咳粉红色泡沫样痰。⑤有陈旧性心肌梗死(下壁、后壁)和高血压病、糖尿病病史。

该患者主要症状表现以呼吸困难为主,1年前症状逐渐加重,为夜间阵发性呼吸困难,坐位可缓解,耐力减退,平地步行300m即出现呼吸困难,症状提示符合心源性呼吸困难的特点。3天前患者受凉后出现咳嗽,双下肢水肿,咳粉红色泡沫样痰,伴大汗、喘息,因此首先考虑患者的诊断为心力衰竭。

2. 体格检查分析

根据患者有陈旧性心肌梗死的病史,1 年来反复发作劳力性呼吸困难,夜间阵发性呼吸困难,查体心脏扩大,心尖冲动弥散,双中下肺可闻及细湿啰音,故患者左心衰竭诊断成立。患者有肝大、颈静脉怒张、肝颈静脉回流征阳性、尿少及双下肢水肿,故患者右心衰竭诊断成立,同时考虑为全心衰竭。

3. 辅助检查分析

(1)患者心电图结果证实了心房颤动的判断,与既往心电图比较,了解有无心肌缺血。患者胸部 X 线片显示无气胸、胸腔积液,伴心影增大、肺门影增大、肺淤血、肺部感染。除上述检查外,还可对患者进行血常规、肝功、肾功、电解质、血糖、血气、凝血、尿常规、心肌酶、肌钙蛋白和 NT – proBNP 等检查。

(2)综合辅助检查结果分析:心电图示心房颤动,胸部 X 线片示心影增大、肺淤血、肺部感染表现,支持患者慢性心力衰竭、心律失常 – 心房颤动、肺部感染的诊断。

4. 诊断

(1)慢性心力衰竭(全心衰)急性加重(心力衰竭的诊断),陈旧性心肌梗死(下壁、后壁)(病因学诊断),心脏扩大(心脏结构诊断),心律失常、心房颤动(心律诊断),心功能Ⅳ级(心功能分级)。

(2)高血压病(3 级,极高危)。

(3)2 型糖尿病。

(4)肺部感染。

(5)陈旧性脑梗死。

5. 鉴别诊断

(1)支气管哮喘:早年发病(通常在儿童期),每日症状变化快,夜间和清晨症状加重,可合并过敏性鼻炎和/或湿疹,过敏体质,部分有哮喘家族史。肺功能检查气道阻塞和气流受可逆性较大。

(2)慢性阻塞性肺疾病急性加重:以反复咳嗽、咳痰和呼吸困难为主要表现。与支气管哮喘的区别是慢性阻塞性肺疾病好发于老年人,并以吸烟人群为主,肺功能发生不可逆改变。

(3)肺栓塞:通常有静脉血栓的危险因素,如血栓性静脉炎、心肺疾病、手术、肿瘤等病史,可出现咯血、晕厥、明显呼吸困难等。

(4)肾源性水肿:包括肾炎性水肿和肾病性水肿。该患者患糖尿病 30 年,因此应警惕糖尿病肾病的可能。肾性水肿多从颜面、眼睑开始,晨起明显,尿常规可见尿蛋白,有助于诊断。

6.治疗原则

(1)对症治疗(休息、吸氧)。

(2)药物治疗(强心、利尿、扩血管)。

(3)预防(二级预防)。

直通医考

1.下列选项不属于因容量负荷过重所致心力衰竭的疾病是(　　)

A.主动脉瓣关闭不全　　B.高血压　　C.二尖瓣关闭不全

D.室间隔缺损　　E.动静脉瘘

2.下列属于慢性心力衰竭常见病因的是(　　)

A.心律失常　　B.肺部感染　　C.感染

D.冠心病　　E.风湿性瓣膜病

3.患者,女,68岁。高血压病20年,活动后心悸、气短3年。1周前受凉后咳嗽,咳黄痰,喘憋加重,不能平卧。否认慢性咳喘史。查体:血压170/100mmHg,心率115次/分,P_2亢进,律齐,双肺布满哮鸣音及中小水泡音。其喘憋最可能的原因是(　　)

A.支气管哮喘　　B.慢性支气管炎急性发作　　C.肺栓塞

D.心力衰竭　　E.急性心包炎

医者榜样

最美乡医——李春燕

李春燕,女,苗族,贵州省从江县人,中共党员。贵州省从江县雍里乡大塘村卫生室乡村医生,从医6年。先后获得贵州省"优秀共青团员"、"劳动模范"、中央电视台"感动中国2005年度人物"、贵州省"十大杰出青年"和第十七届"中国十大杰出青年"等荣誉称号。

大塘村是从江县最大的一个苗族村寨,有2600多名苗族同胞。由于山高路陡,交通闭塞,经济落后,是一个典型缺医少药的村寨。为了解决村民看病难的问题,李春燕在家人的支持下,毅然卖掉两头水牛,筹得2000元,在家里开起了卫生室。卫生室的基本设施只有一张桌子和一张床。为省下更多钱买药,李春燕连药箱也没买,把药放在房间里,用纸箱装起来,而医疗器械则是跑去跟她父亲借的。

李春燕奉守着"不能眼看着村民有病不治"的理念,无论条件多么艰苦或遇到什么困难,一直兢兢业业、任劳任怨地为村民送医送药。她除了每天要和其他村民一样下地干活外,还要给村民打针、看病,为儿童接种疫苗。她竭尽所能,用自己瘦弱的双肩,挑起全村2600多人生老病死的重担,撑起全村村民健康的希望。

由于很多乡亲来看病没有钱付药费,只能记账赊欠。为了让乡亲们看得起病,她卖掉了家里所有值钱的东西,包括结婚时丈夫送给她的苗族银饰,所得资金全部用来购买药品治病救人。她和大多数村民一样买不起油盐,但她却收留身无分文的患者,给无钱就医的村民免费治疗,看护没钱住院的孩子就像爱护自家的孩子一样。几年下来,李春燕救治了无数村民,得到的却只是一堆无法兑现的欠账条,为自己和丈夫留下了上千元的债务。为了还债,她的丈夫不得不外出打工赚钱,她和孩子、公婆便挤在随时可能倒塌的危房里。

截至2007年,她累计出诊1万多次,步行3万多公里。她用那些简陋的听筒、针筒和一张张发黄的欠条换来了无数村民的健康!正如"感动中国2005年度人物"评选委员会对她的颁奖词所说的:"她是大山里最后的赤脚医生,提着篮子在田垄里行医。一间四壁透风的木楼,成了天下最温暖的医院,一副瘦弱的肩膀,担负起十里八乡的健康。她不是迁徙的候鸟,她是照亮苗乡的月亮"。作为一名普普通通的乡村医生,李春燕在贫穷落后的山村里,用自己的默默奉献,塑造了乡村医生的良好形象。

——节选自国家卫生健康委员会官网,网址:http://www.nhc.gov.cn/xcs/s6371v/200804/3d441964702f4f658c3e50e3db3c2a3f.shtml

项目五 冠心病、心绞痛

 实训目标

知识目标	掌握	心绞痛的临床表现、诊断和治疗	☆☆☆
	熟悉	病史采集及病例分析的流程	☆☆
	了解	心绞痛的病因和发病机制	☆
素质目标		提升学生正确的临床思维能力	☆
		体会如何与患者沟通,建立良好的医患关系	☆

 实训方法

1. PBL 教学:由 1 名学生模拟标准化病人,其余学生分组进行病史采集和逐步展开病例讨论。
2. 教师针对学生讨论结果进行讲评、总结。
3. 实训结束后,总结病例讨论内容,书写实训报告。

 实训准备

实训室、标准化病人(提前培训)、笔、记录本。

 标准化病人

陈×,男,66 岁。以反复劳力性心前区疼痛 2 年,加重 2 个月来就诊。

患者近 2 年来上 4 楼时出现心前区疼痛,呈闷痛,伴左上肢酸痛,每次持续几十秒至 1 分钟,休息约 1 分钟后可缓解,每个月发作 1 或 2 次。近 2 个月在用力、情绪激动时反复发作心前区闷痛,持续时间延长达 10 分钟左右,伴冷汗、头昏、乏力、左上肢酸痛,心前区疼痛与左上肢疼痛同时发作或消失,经休息或含服"速效救心丸"或"消心痛片"3~5 分钟后方可缓解,每个月发作 5 或 6 次。既往有原发性高血压病史 10 年,血压控制不详。吸烟 30 年,平均 20 支/天,饮少量酒。

体格检查 体温 36.6℃,脉搏 70 次/分,呼吸 18 次/分,血压 165/97mmHg。患者一般情况可,急性病容,自动体位,神志清楚,检查合作;眼睑无苍白,口唇无发绀;颈软,无颈静脉怒张和颈动脉异常搏动,无甲状腺肿大;胸廓无压痛,双肺叩诊清音,呼吸音清晰,无干、湿啰音;无心界扩大,心率 70 次/分,心音有力,律齐,各瓣膜区未闻及杂音;腹软,肝、脾未触及肿大;脊柱、四肢正常;神经系统检查无异常。

实验室检查 血常规:白细胞 $5.2 \times 10^9/L$,血红蛋白 $120g/L$,血小板 $255 \times 10^9/L$。肾功:尿素氮 $5.1mmol/L$,肌酐 $115\mu mol/L$。空腹血糖 $9.8mmol/L$。总胆固醇 $5.95mmol/L$,甘油三酯 $2.3mmol/L$。磷酸激酸酶同工酶(CK-MB)$13U/L$,肌钙蛋白 I(cTnI)$0.01ng/L$。尿常规:蛋白(-),镜检未见异常。

器械检查 心电图:窦性心律,V_5、V_6 导联 ST 段近似水平下移 $0.05\sim0.075mV$,T 波低平。运动平板试验(+),运动中 $V_4\sim V_6$ 导联 ST 段压低 $0.2\sim0.4mV$。胸部 X 线片:主动脉弓迂曲,余未见异常。超声心动图:左心室、左心房略大,室间隔中下部及心尖部运动幅度降低,与左室后壁运动不协调。

实训内容

任务一:病史采集

患者,男,66 岁。以反复劳力性心前区疼痛 2 年,加重 2 个月。

(1)围绕该患者的简要病史进行分组讨论,分析导致患者出现这些症状的原因有哪些。为明确诊断,还需了解患者的哪些信息?

(2)请对该患者进行问诊。问诊要条理性强,能抓住重点,围绕病情询问。问诊过程运用医患沟通的方法和技巧,重视人文关怀。

(3)请将对该患者进行病史采集(问诊)的过程填入下表。

病史采集	满分 (15分)	得分
一、问诊内容	13分	
(一)现病史		
1.根据主诉及相关鉴别询问		
(1)发病诱因		
(2)胸痛		
(3)伴随症状		
2.诊疗经过		
(1)是否曾到过医院就诊,做过哪些检查		
(2)治疗及用药情况		√

续表

病史采集	满分 (15分)	得分
3. 一般情况		
患病以来精神、饮食、睡眠、大小便及近期体重变化情况		√
(二)相关病史		
1. 有无药物过敏史		√
2. 与该病有关的其他病史:如有无糖尿病史、血脂异常等,有无外伤、手术史		
二、问诊技巧	2分	
1. 条理性强,能抓住重点		
2. 能围绕病情询问		
注意事项:①主要症状和次要症状的具体情况、特点要详尽。②诊疗经过要根据题目适当扩展。③相关病史要根据简要病史适当扩展	学生得分	

任务二:病例分析

标准化病人病历摘要(见本项目标准化病人)。

(1)围绕该患者的病历进行分组讨论,给出初步诊断,说明诊断依据,进行鉴别诊断。为明确诊断,还需要进一步完善哪些检查?为该患者制订治疗方案。

(2)请将病例分析的结果填入下表。

病例分析	满分 (22分)	得分
一、初步诊断(请学生列举主要诊断,次要诊断已给出)	3分	
1.		
2.		
3. 高脂血症		
4. 2型糖尿病		
二、诊断依据(初步诊断错误,诊断依据不得分)	5分	
1. 主要诊断依据		
(1)		
(2)		
(3)		

· 34 ·

续表

病例分析	满分(22分)	得分
(4)		
(5)		
2.次要诊断依据(略)		
三、鉴别诊断	4分	
1.		
2.		
3.		
4.		
四、进一步检查	5分	
1.		
2.		
3.		
4.		
5.		
五、治疗原则	5分	
1.		
2.		
3.		
注意事项	1.诊断需注意病变的急性、慢性、部位、分级、分度和分期 2.主要诊断依据包括：①年龄、性别、主诉；②症状的具体情况；③主要阳性体征的检查结果；④有临床意义的辅助检查结果；⑤与该病发生有关的病史 3.次要诊断依据包括：①症状、体征；②辅助检查结果 4.写出3或4个鉴别诊断 5.治疗原则填写不用太具体	学生得分

 任务解读

一、病史采集解读

1.胸痛的病史采集要点

病史采集应着重了解胸痛的可能诱因,起病的缓急,首发或复发,进展情况等。

(1)可能的诱因：劳累、情绪激动、外伤、着凉、感染等。

(2)胸痛的特点：发病的急缓、病程、胸痛部位、性质、持续时间，有无放射痛，加重或缓解因素（如体力活动、精神紧张、呼吸、体位、用药）等。

(3)伴随症状：有无发热、咳嗽、咳痰、咯血、吞咽困难、呼吸困难、休克等表现。

(4)与该病有关的其他病史：有无食物及药物过敏史，既往有无类似病史，有无高血压病、高脂血症、糖尿病、心脏病病史，有无结核接触史，有无烟酒嗜好，有无相关疾病家族史。

2. 胸痛的病因鉴别

(1)胸痛伴咳嗽、咳痰或发热，多见于气管、支气管和肺部疾病等。

(2)胸痛伴呼吸困难，通常提示病变累及范围较大，如大叶性肺炎、自发性气胸、渗出性胸膜炎和肺栓塞等。

(3)胸痛伴咯血，主要见于肺栓塞、支气管肺癌等。

(4)胸痛伴面色苍白、大汗、血压下降或休克，多见于心肌梗死、夹层动脉瘤、主动脉窦瘤破裂以及大块肺栓塞等。

(5)胸痛伴吞咽困难，多提示食管疾病，如反流性食管炎等。

二、病例分析解读

1. 病史分析

病史特点：①老年男性，慢性病程。②反复劳力性心前区疼痛2年，加重2个月。③典型胸痛表现。

该患者为老年男性，有典型胸痛病史，胸痛部位在心前区、向左上肢放射，多发生在用力和情绪激动时，提示稳定型心绞痛。2年前胸痛程度较轻，服用"速效救心丸"即可缓解，近3个月来症状加重，服速效救心丸、消心痛有效，提示疾病发展为不稳定型心绞痛的可能。

2. 体格检查分析

该患者血压165/97mmHg，有高血压病史10年，此外无其他阳性体征，判断为2级高血压。

3. 辅助检查分析

(1)该患者总胆固醇5.95mmol/L，甘油三酯2.3mmol/L，均超过正常值，表示其存在高脂血症。空腹血糖9.8mmol/L，提示2型糖尿病。心电图示有缺血性表现，胸部X线片可排除肺梗死；运动试验阳性，超声心动图发现左心室略肥厚，室间隔中下部和心尖部运动幅度降低，提示局部心肌缺血，高度提示心绞痛。

(2)综合辅助检查特点分析:血脂、血糖增高,心肌缺血,支持患者冠心病、高脂血症、2型糖尿病的诊断。

4. 诊断

(1)冠状动脉粥样硬化性心脏病,不稳定型心绞痛。

(2)高血压病(2级,极高危)。

(3)高脂血症。

(4)2型糖尿病。

5. 鉴别诊断

(1)急性心肌梗死:表现为胸痛持续时间较长,且程度较重,心电图和心肌酶谱呈动态改变。该患者的心电图和心肌酶均不支持急性心肌梗死的诊断。

(2)急性肺栓塞:常有长期卧床史或下肢手术史,胸痛发作时伴有呼吸困难和明显的低氧血症,心电图显示典型的 SⅠQⅢTⅢ[①] 改变,扩血管剂治疗一般无效,而且该患者胸部X线检查未发现异常,可排除此诊断。

(3)主动脉夹层:多发生于高血压控制不满意的患者,胸痛表现为剧烈的撕裂样疼痛,位置可移动变化,并出现双侧肢体血压的差异,服用硝酸酯类药物无效。该患者虽然有高血压病史,但其胸痛为心前区闷痛,服用消心痛有效,也没有影像学检查支持主动脉夹层,故可排除。

(4)急性心包炎:表现除心前区疼痛外,还应有心电图、胸部X线和超声心动图检查结果提示急性心包炎,该患者可排除。

(5)胃食管反流:多在胸骨后或剑突下发生疼痛,且伴有烧灼感和反酸,部分患者有吞咽困难,运动试验和心电图没有阳性表现,消化道内镜检查可确诊。该患者运动试验阳性,支持心绞痛的诊断。

6. 治疗原则

(1)对症治疗:控制心律失常,改善心功能,预防心肌梗死。

(2)溶栓或介入治疗。

(3)应用抗凝及抗血小板聚集药治疗:如使用阿司匹林、肝素等。

[①] SⅠQⅢTⅢ是指:①Ⅰ导联新出现S波,由宽、浅变窄、深。73%的急性肺栓塞患者Ⅰ、aVL导联S波深度>1.5mm 或 R/S>1;②Ⅲ导联新出现Q波,aVF亦可见Q波,常呈QR、qR型,Q波一般达不到病理Q波的标准,即Q波宽度≤0.04s,深度≤1/4R波。③TⅢ新出现的倒置。

直通医考

1. 患者,男,49岁,因劳累后胸痛3年收住入院。患者胸痛均于劳累时发作,休息5~10分钟即可缓解。入院后根据其发作时的心电图诊为"心绞痛",其发作时最可能的心电图表现是( )

 A. T 波高大   B. 左室肥厚劳   C. 窦性心动过速

 D. ST 段呈短暂性的抬高,形成单向曲线

 E. ST 段下移,T 波低平,双向,倒置

2. 一般心绞痛发作时的疼痛性质是( )

 A. 针扎样刺痛,反复发作   B. 闪电样抽痛,起止突然

 C. 压榨样闷痛,伴窒息感   D. 刀割样疼痛,辗转呻吟

 E. 尖锐样刺痛,咳时加剧

3. 下列最有助于区别心绞痛与心肌梗死的是( )

 A. 心电图变化   B. 疼痛部位   C. 疼痛性质

 D. 有无发热   E. 有无心率增快

4. 下列对诊断典型心绞痛最有意义的是( )

 A. 胸痛多在夜间发作   B. 持续左前胸闷痛

 C. 胸痛发作在15分钟以上   D. 含服硝酸甘油5分钟内疼痛消失

 E. 疼痛时有 ST 段抬高

项目六 高血压病

 实训目标

知识目标	掌握	高血压病的临床表现、诊断和治疗	☆☆☆
	熟悉	病史采集及病例分析的流程	☆☆
	了解	高血压病的病因和发病机制	☆
素质目标		提升学生正确的临床思维能力	☆
		体会如何与患者沟通,建立良好的医患关系	☆

 实训方法

1. PBL 教学:由 1 名学生模拟标准化病人,其余学生分组进行病史采集和病例讨论。
2. 教师针对学生讨论结果进行讲评、总结。
3. 实训结束后,总结病例讨论内容,书写实训报告。

 实训准备

实训室、标准化病人(提前培训)、笔、记录本。

 标准化病人

赵××,男,55 岁。反复头痛、头晕 5 年,加重 2 天。

患者 5 年前开始常在劳累或情绪波动时出现头痛、头晕,休息后能缓解,未经诊治。2 年前体检时发现血压为 200/120mmHg,自行购买"复方降压片"间断服用,血压控制不理想。近 2 天无诱因出现头痛,伴有恶心,无呕吐,无意识改变及肢体活动障碍。发病以来睡眠差,食欲及大小便正常。既往有糖尿病病史 3 年,长期口服降糖药,空腹血糖控制在 7mmol/L 左右。吸烟 35 年,20~30 支/日,饮少量酒。母亲有糖尿病。

体格检查 体温 36℃,脉搏 86 次/分,呼吸 18 次/分,血压 170/100mmHg。体形肥胖,神志清楚,浅表淋巴结未触及,无甲状腺肿大。双肺呼吸音清晰。心界无扩大,心率 86 次/分,律齐,$A_2 > P_2$,未闻及心脏杂音。腹平软,无压痛,肝、脾未触及。双下肢无水肿。

实验室检查 空腹血糖9.5mmol/L,血钾3.3mmol/L,血钠135mmol/L。

实训内容

任务一:病史采集

患者,男,55岁。反复头痛、头晕5年,加重2天。

(1)围绕该患者的简要病史进行分组讨论,分析导致患者出现这些症状的原因有哪些。为明确诊断,还需了解患者的哪些信息?

(2)请对该患者进行问诊。问诊要条理性强,能抓住重点,围绕病情询问。问诊过程运用医患沟通的方法和技巧,重视人文关怀。

(3)请将对该患者进行病史采集(问诊)的过程填入下表。

病史采集	满分(15分)	得分
一、问诊内容	13分	
(一)现病史		
1.根据主诉及相关鉴别询问		
(1)发病诱因		
(2)头痛		
(3)头晕		
(4)伴随症状		
2.诊疗经过		
(1)是否曾到过医院就诊,做过哪些检查		
(2)治疗及用药情况		√
3.一般情况		
患病以来精神、饮食、睡眠、大小便及近期体重变化情况		√
(二)相关病史		
1.有无药物过敏史		√
2.与该病有关的其他病史		
二、问诊技巧	2分	
1.条理性强,能抓住重点		
2.能围绕病情询问		
注意事项:①主要症状和次要症状的具体情况、特点要详尽。②诊疗经过要根据题目适当扩展。③相关病史要根据简要病史适当扩展	学生得分	

任务二：病例分析

标准化病人病历摘要（见本项目标准化病人）。

(1)围绕该患者的病历进行分组讨论,给出初步诊断,说明诊断依据,进行鉴别诊断。为明确诊断,还需要进一步完善哪些检查？为该患者制订治疗方案。

(2)请将病例分析的结果填入下表。

病例分析	满分(22分)	得分
一、初步诊断(请学生列举主要诊断,次要诊断已给出)	3分	
1.		
2.		
3. 2型糖尿病		
二、诊断依据(初步诊断错误,诊断依据不得分)	5分	
1. 主要诊断依据		
(1)		
(2)		
(3)		
(4)		
(5)		
2. 次要诊断依据(略)		
三、鉴别诊断	4分	
1.		
2.		
3.		
四、进一步检查	5分	
1.		
2.		
3.		
4.		
5.		
五、治疗原则	5分	
1.		
2.		
3.		

续表

病例分析	满分(22分)	得分
注意事项：1. 诊断不要忘记病变的急性、慢性、部位、分级、分度和分期 2. 主要诊断依据包括：①年龄、性别、主诉；②症状的具体情况；③主要阳性体征的检查结果；④有临床意义的辅助检查结果；⑤与该病发生有关的病史 3. 次要诊断依据包括：①症状、体征；②辅助检查结果 4. 写出 3 或 4 个鉴别诊断 5. 治疗原则填写不用太具体	学生得分	

任务解读

一、病史采集解读

1. 头痛的病史采集要点

病史采集应着重了解头痛的可能诱因，起病的缓急，首发或复发，进展情况等。

（1）可能的诱因：劳累、受凉、精神紧张及睡眠障碍等。

（2）头痛的特点：部位、性质、程度，发病的缓急及持续时间，与血压的关系，加重或缓解因素。

（3）伴随症状：有无咳嗽、咯血，有无乏力、头晕、意识改变及肢体活动障碍，有无心悸、胸痛，有无双下肢水肿。

（4）与该病有关的其他病史：有无高血压病、慢性肺部疾病、心脏病、慢性肾病、糖尿病病史，有无烟酒嗜好。

2. 头痛的病因鉴别

（1）头痛伴剧烈呕吐，多见于颅内压增高；头痛在呕吐后减轻多见于偏头痛。

（2）头痛伴眩晕，多见于小脑肿瘤、椎－基底动脉供血不足。

（3）头痛伴发热，多见于感染性疾病，包括颅内或全身性感染。

（4）慢性进行性头痛伴精神症状，多见于颅内肿瘤。

（5）慢性头痛突然加剧并伴有意识障碍，提示可能发生脑疝。

（6）头痛伴视力障碍，多见于青光眼或脑瘤。

（7）头痛伴脑膜刺激征，提示有脑膜炎或蛛网膜下腔出血。

（8）头痛伴癫痫发作，多见于脑血管畸形、脑内寄生虫病或脑肿瘤。

（9）头痛伴神经功能紊乱，提示可能为神经功能性头痛。

二、病例分析解读

1. 病史分析

病史特点：①中年男性，反复头痛、头晕 5 年，加重 2 天。②既往有糖尿病病史 3 年。

该患者主要症状以头痛、头晕为主，2 年前体检时发现血压增高，自行服药，血压控制不理想；近 2 天无诱因出现头痛伴恶心，无呕吐，提示可能有高血压。无意识改变及肢体活动障碍，排除脑血管意外。既往有糖尿病病史、糖尿病家族史。因此该患者高血压、2 型糖尿病诊断成立。

2. 体格检查分析

该患者血压增高，体型肥胖，其余体格检查未见明显异常，故高血压的诊断基本成立。

3. 辅助检查分析

（1）空腹血糖 9.5mmol/L，提示血糖增高；血钾 3.3mmol/L，低于正常值。

（2）综合辅助检查特点分析：血糖增高、血钾降低，支持 2 型糖尿病、低钾血症的诊断。

4. 诊断

（1）高血压病（3 级，极高危）。

（2）2 型糖尿病。

（3）低钾血症。

5. 鉴别诊断

（1）肾脏疾病：为引起继发性高血压最常见的一类疾病，各种肾脏疾病发展到后期，大多会合并高血压。肾血管性高血压多表现为症状突然加重，肾动脉影像学检查有助于诊断，动脉造影可进一步明确狭窄部位。

（2）原发性醛固酮增多症：可引起患者血压升高，多为轻中度。本病多见以低血钾为特征的电解质代谢紊乱，有助于疾病鉴别。

（3）心血管病变：可见于主动脉关闭不全、主动脉缩窄、多发性大动脉炎的患者，通过心脏超声、主动脉造影检查有助于鉴别。

6. 治疗原则

（1）长期降压治疗。

（2）降糖治疗及纠正低血钾。

（3）健康教育，预防并发症。

(4)戒烟、戒酒。

 直通医考

1.患者,男,32岁,发现血压增高3年。近1年来其血压持续为(170~200)/(130~140)mmHg。近1周来头痛、视物模糊,眼底检查发现视盘水肿,眼底出血、渗出。对该患者最可能的诊断为( )

  A.急性视神经乳头病变　　　B.脑出血　　　　　　C.恶性高血压

  D.脑梗死　　　　　　　　　E.高血压脑病

2.某高血压患者,血压250/120mmHg,发生癫痫样抽搐,喷射样呕吐,意识模糊等中枢神经系统功能表现,脑CT未见明显异常。首先应考虑为( )

  A.脑出血　　　　　　　　　B.蛛网膜下腔出血　　C.高血压脑病

  D.脑梗死　　　　　　　　　E.高血压危象

3.在高血压病的治疗中,下列药物不适合联用的是( )

  A.利尿剂与β受体阻滞剂

  B.利尿剂与血管紧张素转化酶抑制剂(ACEI)

  C.β受体阻滞剂与二氢吡啶类钙离子拮抗剂

  D.β受体阻滞剂与非二氢吡啶类钙离子拮抗剂

  E.钙离子拮抗剂与ACEI

4.(多选题)高血压病的诊断需满足( )

  A.以偶然测得一次血压增高为依据

  B.安静状态下非同日3次或3次以上测得的血压平均值为依据

  C.收缩压≥140mmHg

  D.收缩压≥140mmHg和舒张压<90mmHg

  E.收缩压≥140mmHg,和(或)舒张压≥90mmHg

项目七 消化性溃疡

实训目标

知识目标	掌握	消化性溃疡的临床表现、诊断和治疗	☆☆☆
	熟悉	病史采集及病例分析的流程	☆☆
	了解	消化性溃疡的病因和发病机制	☆
素质目标		提升学生正确的临床思维能力	☆
		体会如何与患者沟通,建立良好的医患关系	☆

实训方法

1. PBL 教学:由 1 名学生模拟标准化病人,其余学生分组进行病史采集和病例讨论。
2. 教师针对学生讨论结果进行讲评、总结。
3. 实训结束后,总结病例讨论内容,书写实训报告。

实训准备

实训室、标准化病人(提前培训)、笔、记录本。

标准化病人

患者,男,38 岁。间断性上腹痛 6 年,加重伴呕吐 3 天。

患者 6 年前开始反复出现上腹痛,多发生于夜间,进食后症状可缓解,但上述症状于秋末冬初季节反复发作,未经正规治疗。3 天来间断性上腹痛,进食后感上腹部胀满,反复呕吐,呕吐物为大量酸臭宿食。呕吐后腹痛、腹胀可缓解。发病以来,食欲减退,有排气,但排便量减少,体重无明显变化。

体格检查 体温 36.5℃,脉搏 70 次/分,呼吸 16 次/分,血压 120/70mmHg。浅表淋巴结未触及,皮肤、巩膜无黄染,心、肺查体无异常。腹软,剑突下压痛(+),无反跳痛,未见胃肠型及蠕动波,肝、脾未触及,振水音(+),移动性浊音(-),肠鸣音 3 次/分。双下肢无水肿,墨菲(Murphy)征(-)。生理反射存在,病理反射(-)。

实验室检查 血常规:白细胞 6.5×10^9/L,红细胞 4.9×10^{12}/L,血红蛋白 120g/L,血小板 300×10^9/L。粪便常规未见异常,粪便隐血(-)。

器械检查 上消化道钡餐:十二指肠有小龛影。

实训内容

任务一:病史采集

患者,男,38 岁。间断性上腹痛 6 年,加重伴呕吐 3 天。

(1)围绕该患者的简要病史进行分组讨论,分析导致其出现这些症状的原因有哪些。为明确诊断,还需了解患者的哪些信息?

(2)请对该患者进行问诊。问诊要条理性强,能抓住重点,围绕病情询问。问诊过程运用医患沟通的方法和技巧,重视人文关怀。

(3)请将对该患者进行病史采集(问诊)的过程填入下表。

病史采集	满分(15 分)	得分
一、问诊内容	13 分	
(一)现病史		
1. 根据主诉及相关鉴别询问		
(1)发病诱因		
(2)腹痛		
(3)呕吐		
(4)伴随症状		
2. 诊疗经过		
(1)是否曾到过医院就诊,做过哪些检查		
(2)治疗及用药情况		√
3. 一般情况		
患病以来精神、饮食、睡眠、大小便及近期体重变化情况		√
(二)相关病史		
1. 有无药物过敏史		√
2. 与该病有关的其他病史		
二、问诊技巧	2 分	
1. 条理性强,能抓住重点		
2. 能围绕病情询问		

续表

病史采集	满分（15分）	得分
注意事项：①主要症状和次要症状的具体情况、特点要详尽。②诊疗经过要根据题目适当扩展。③相关病史要根据简要病史适当扩展	学生得分	

任务二：病例分析

标准化病人病历摘要（见本项目标准化病人）。

（1）围绕该患者的病历进行分组讨论，给出初步诊断，说明诊断依据，进行鉴别诊断。为明确诊断，还需要进一步完善哪些检查？为该患者制订治疗方案。

（2）请将病例分析的结果填入下表。

病例分析	满分（22分）	得分
一、初步诊断（请学生列举主要诊断，次要诊断已给出）	4分	
1.		
2.幽门梗阻		
二、诊断依据（初步诊断错误，诊断依据不得分）	4分	
1.主要诊断依据		
（1）		
（2）		
（3）		
（4）		
2.次要诊断依据		
（1）		
（2）		
三、鉴别诊断	3分	
1.		
2.		
3.		
四、进一步检查	5分	
1.		
2.		

续表

病例分析	满分（22分）	得分
3.		
五、治疗原则	6分	
1.		
2.		
3.		
4.		
5.		
注意事项	1.诊断需注意病变的急性、慢性、部位、分级、分度和分期 2.主要诊断依据包括：①年龄、性别、主诉；②症状的具体情况；③主要阳性体征的检查结果；④有临床意义的辅助检查结果；⑤与该病发生有关的病史 3.次要诊断依据包括：①症状、体征；②辅助检查结果 4.写出3或4个鉴别诊断 5.治疗原则填写不用太具体	学生得分

 任务解读

一、腹痛的病史采集

1. 病史采集要点

（1）可能的诱因：受凉、饮食不当（如不洁饮食、进食刺激性食物）、饮酒、劳累、精神因素、季节因素及服用药物。

（2）消化性溃疡的特点：疼痛的部位、范围、性质和程度，发作急缓，发作的时间（如餐前、餐后，有无周期性、节律性），持续时间，加重或缓解因素，与呼吸、体位、进食、活动的关系。

（3）伴随症状：有无头晕、心悸、出汗、意识障碍，有无发热、寒战，有无呕吐、反酸，有无腹泻、腹胀，有无肝掌、蜘蛛痣，有无皮肤、巩膜黄染及皮肤出血点，有无血尿。

（4）相关病史：既往有无消化系统疾病病史，如胃炎、消化性溃疡、胃癌、慢性肝病；有无血液系统疾病病史，有无结核病史或结核病患者接触史，有无肠道手术史（如肠粘连致肠梗阻），有无痔疮、肛裂病史，有无烟酒嗜好，有无肿瘤家族史。女性患者还应了解月经史、婚育史。

2. 病因的相关鉴别

（1）突发的中上腹剧烈刀割样或烧灼样痛，多为胃、十二指肠溃疡穿孔。

（2）中上腹持续性隐痛，多为慢性胃炎或消化性溃疡。

（3）持续性、广泛性剧烈痛伴壁肌紧张，提示急性弥漫性腹膜炎。

（4）伴发热、寒战，常见于急性胆道感染、胆囊炎、肝脓肿、腹腔脓肿。

（5）伴黄疸，多与肝、胆、胰疾病有关。

（6）伴休克，常见于胃肠穿孔、绞窄性肠梗阻、肠扭转、急性出血坏死性胰腺炎等；同时伴贫血，可能是腹腔脏器破裂（如肝、脾或异位妊娠破裂）。

（7）伴呕吐、反酸，提示食管、胃肠病变；呕吐量大，提示胃肠道梗阻。

（8）伴腹泻，提示消化吸收障碍或肠道炎症、溃疡或肿瘤。

（9）伴血尿，多见于泌尿系统结石。

二、病例分析解读

1. 病史分析

病史特点：①青年男性，慢性病程，发病与季节有关。②规律性疼痛（如夜间痛，进食后缓解），体重无变化。③餐后腹胀并反复呕吐大量酸臭宿食。

腹痛呕吐的原因多为消化系统疾病。食管疾病（如反流性食管、食管溃疡）常表现为胸骨后疼痛、胃灼热；慢性胆囊炎有周期性右上腹疼痛，常与进油腻食物有关，有放射痛，伴发热、黄疸；慢性胰腺炎常出现与进食有关的、反复发作的上腹疼痛，以及发热、恶心呕吐、腹泻等症状，但临床上少见，疼痛常放射至腰背部与肩部，饭后疼痛加剧。根据该患者病史特点，患者为青年男性，慢性反复发作的上腹痛，具有一定周期性与节律性，多见于消化性溃疡。呕吐量大提示胃肠道梗阻。该患者呕吐物为酸臭宿食，提示胃潴留。

2. 体格检查分析

患者肺部无异常体征，排除肺部疾病。无双脊肋角、无叩击痛，上腹痛不是肾的典型痛区，可排除肾脏疾病。腹部无血管杂音提示无腹部血管疾病。无腹壁紧张、压痛、反跳痛，肠鸣音正常，结合病史可排除急腹症。该患者剑突下压痛阳性体征无特异性，为何种性质尚需进一步寻找临床证据。引起上腹部疼痛的病因包括上腹部脏器病变，还涉及该处腹膜的刺激及胸部病变，若伴呕吐则应侧重考虑腹部脏器的疾病所致。结合患者呕吐隔夜宿食的症状表现和振水音阳性的体征，提示存在幽门梗阻。查体无贫血、出血，无淋巴结肿大（双锁骨上淋巴结是消化道肿瘤转移的部位），无压痛及反跳痛等，有助于鉴别诊断。

3. 辅助检查分析

(1) 辅助检查结果:该患者红细胞及血红蛋白正常,粪便隐血(-)。上消化道钡餐显示十二指肠有小龛影。

(2) X线钡餐检查有助于十二指肠溃疡的诊断,可进一步行胃镜检查,同时行幽门螺杆菌检测(Hp)使检查更加完善。

4. 诊断

(1) 十二指肠溃疡。

(2) 幽门梗阻。

5. 鉴别诊断

(1) 胃溃疡:与十二指肠溃疡相比,胃溃疡多见于中老年人,疼痛的节律性多为餐后0.5~1小时出现,空腹痛和夜间痛不明显。可通过X线钡餐和胃镜检查结果与十二指肠溃疡相鉴别。

(2) 胃癌:多见于中老年人,为慢性上腹痛,无明显节律性并伴明显食欲不振及消瘦。该患者无相关病史,钡餐结果不支持,故可排除。

(3) 胆石症、胆囊炎:以中上腹痛为主要症状,伴腰背疼痛,与体位有关,上腹痛常放射至右肩部,Murphy征(+),血和尿淀粉酶轻度升高。该患者的表现不支持该诊断。

6. 治疗原则

(1) 禁食、胃肠减压、多休息。

(2) 静脉补液,肠外营养。维持水、电解质及酸碱平衡。

(3) 药物治疗:静脉注射抑酸药物。选用质子泵抑制剂(PPI)或H_2受体阻断药。

(4) 若有Hp感染,择期根除治疗。

(5) 必要时手术。

直通医考

1. 患者,男,38岁。半月来上腹不适疼痛,反酸,2小时前上腹疼加重,继而呕血约150mL,呕血后疼痛稍缓解,该患者最可能的疾病是( )

  A. 胰腺炎并出血 B. 慢性胃炎 C. 胆囊

  D. 胃癌 E. 消化性溃疡

2. 消化性溃疡最突出的临床症状为( )

  A. 嗳气、反酸 B. 节律性上腹痛 C. 缺铁性贫血

  D. 营养不良 E. 出血

3. 消化性溃疡最常见的并发症是（　　）
　A. 急性穿孔　　　　B. 幽门梗阻　　　　C. 上消化道出血
　D. 癌变　　　　　　E. 穿孔

4. 可能引起消化性溃疡近两个月疼痛减轻的是（　　）
　A. 癌变　　　　　　B. 出血　　　　　　C. 穿孔
　D. 幽门梗阻　　　　E. 胃底静脉破裂

医者榜样

"永远和患者在一起"——张孝骞

诊治患者"如临深渊、如履薄冰",他坚守着"治人而非仅治病"的初心,在临床中牢记四个字"戒、慎、恐、惧",在疑难杂症面前出奇制胜。20世纪30年代,他创建了我国第一个消化专业组,对胃的分泌功能进行多方面研究,有的论文至今仍被国际学界引用。

20世纪50年代,他在北京协和医院建立了我国第一个消化专科,对内科学系建设、人才培养、医学教育和临床实践倾注了全部心血。他就是中国科学院学部委员、我国消化病学奠基人张孝骞教授。

"和患者在一起"这是张孝骞教授最朴素的临床思维。在他85岁高龄时,还坚持一周进行2次门诊、4次查房。每次查房、门诊时,他都随身带着一个小本子,记录疑难病历的具体信息,作为他继续研究、思考、追查、验证的依据。日积月累,他的小本子竟然有好几箱子。

张孝骞教授常常告诫自己的学生们："不能只看各种检查、化验,而不看病人,不亲自接触病人。""现代化的设备,只有与医生对病人的直接观察相结合,才能发挥作用。"当学生们向他请教诊断疑难病的"秘诀"的时候,他总是回答说："没有什么奥妙,多接触病人,多学习别人的经验即可。"

张孝骞教授每月都要收到全国各地大批患者的来信,每一封他都坚持亲自回信。年事渐高之后,就委托身边的几位学生代理。他说："写一封回信也不一定能解决多少问题,但对患者来说,这一封信就是一种极大的安慰。"

1985年12月28日,88岁高龄的张孝骞教授在党旗下庄严宣誓,终于实现了从个热血青年到爱国主义者再到中国共产党党员的飞跃。张老的经历正是老一辈医疗卫生工作者信念坚定、追求真理、科学报国的赤子之心的生动写照。

——节选自国家卫生健康委员会官网,网址:http://www.nhc.gov.cn/xcs/bnfhyzby/202106/62ac69bc7f8f4640986ed4ef06de4a25.shtml

项目八 肝硬化

 实训目标

知识目标	掌握	肝硬化的临床表现、诊断和治疗	☆☆
	熟悉	病史采集及病例分析的流程	☆
	了解	肝硬化的病因和发病机制	
素质目标		提升学生正确的临床思维能力	☆
		体会如何与患者沟通,建立良好的医患关系	☆

 实训方法

1. PBL 教学:由 1 名学生模拟标准化病人,其余学生分组进行病史采集和病例讨论。
2. 教师针对学生讨论结果进行讲评、总结。
3. 实训结束后,总结病例讨论内容,书写实训报告。

 实训准备

实训室、标准化病人(提前培训)、笔、记录本。

 标准化病人

王××,男,45 岁。巩膜黄染伴食欲减退 3 天。

患者 3 天前无明显诱因出现巩膜黄染,食欲减退,伴乏力、纳差及腹胀,无恶心、呕吐,无反酸、嗳气,无皮肤瘙痒。发病以来,睡眠不佳,尿黄,大便可,体重无明显变化。6 年前体检时发现 HBsAg(+),无任何不适,肝功能正常,未做任何治疗,此后未定期复查。近 3 年来常乏力、纳差,未在意。有乙肝家族史。

体格检查 体温 36.8℃,脉搏 80 次/分,呼吸 20 次/分,血压 130/80mmHg。神志清,慢性病容,浅表淋巴结未触及,巩膜黄染,睑结膜略苍白,前胸可见数枚蜘蛛痣。双肺听诊正常。心界不大,心率 80 次/分,律齐,各瓣膜听诊区未闻及杂音。腹部膨隆,腹壁静脉曲张,全腹无压痛及反跳痛,肝肋下未触及,脾肋下 2cm 可触及,移动性浊音(+)。双下肢轻度凹陷性水肿。

实验室检查 血常规:血红蛋白 110g/L,红细胞 3.5×10^{12}/L,白细胞 3.0×10^9/L,中性粒细胞 68%,血小板 45×10^9/L。肝功能:总胆红素 48.5μmol/L,直接胆红素 23.2mol/L,白蛋白 27g/L,球蛋白 32g/L,谷丙转氨酶 72U/L,谷草转氨酶 48U/L。HBsAg (+)。肾功能:尿素氮 10.5mol/L,肌酐 76.5μmol/L。甲胎蛋白 18ng/mL。粪便常规:镜检(-),隐血(-)。

实训内容

任务一:病史采集

患者,男,45 岁,巩膜黄染伴食欲减退 3 天。

(1)围绕该患者的简要病史进行分组讨论,分析导致患者出现这些症状的原因有哪些。为明确诊断,还需了解患者的哪些信息?

(2)请对标准化病人进行问诊。问诊要条理性强,能抓住重点,围绕病情询问。问诊过程运用医患沟通的方法和技巧,重视人文关怀。

(3)请将对标准化病人进行病史采集(问诊)的过程填入下表中。

病史采集	满分(15分)	得分
一、问诊内容	13 分	
(一)现病史		
1.根据主诉及相关鉴别询问		
(1)发病诱因		
(2)黄疸		
(3)食欲减退		
(4)大小便		
(5)伴随症状		
2.诊疗经过		
(1)是否曾到过医院就诊,做过哪些检查		
(2)治疗及用药情况	√	
3.一般情况		
患病以来精神、睡眠及近期体重变化情况	√	
(二)相关病史		
1.有无药物过敏史	√	

续表

病史采集	满分（15分）	得分
2. 与该病有关的其他病史		
二、问诊技巧	2分	
1. 条理性强，能抓住重点		
2. 能围绕病情询问		
注意事项：①主要症状和次要症状的具体情况和特点要详尽。②诊疗经过要根据题目适当扩展。③相关病史要根据简要病史适当扩展	学生得分	

任务二：病例分析

标准化病人病历摘要（见本项目标准化病人）。

（1）围绕该患者的病历进行分组讨论，给出初步诊断，说明诊断依据，进行鉴别诊断。为明确诊断，还需要进一步完善哪些检查？为该患者制订治疗方案。

（2）请将对病例分析的结果填入下表。

病例分析	满分（22分）	得分
一、初步诊断（请学生列举主要诊断，次要诊断已给出）	4分	
1.		
2.		
3. 腹水		
二、诊断依据（初步诊断错误，诊断依据不得分）	5分	
1. 主要诊断依据		
(1)		
(2)		
(3)		
(4)		
(5)		
2. 次要诊断依据（略）		
三、鉴别诊断	4分	
1.		
2.		

续表

病例分析	满分 (22分)	得分
3.		
四、进一步检查	5分	
1.		
2.		
3.		
4.		
五、治疗原则	4分	
1.		
2.		
3.		
4.		
注意事项	1.诊断不要忘记病变的急性、慢性、部位、分级、分度和分期 2.主要诊断依据包括：①年龄、性别、主诉；②症状的具体情况；③主要阳性体格检查结果；④有临床意义的辅助检查结果；⑤与该病发生有关的病史 3.次要诊断的依据包括：①症状、体征；②辅助检查结果 4.写出3或4个鉴别诊断 5.治疗原则不用太具体	学生得分

任务解读

一、病史采集解读

1. 黄疸的病史采集要点

病史采集应着重了解黄疸的可能诱因,起病的缓急,首发或复发,进展情况(如黄疸进行性加重或波动性),皮肤、巩膜的颜色和程度。

(1)可能的诱因:感染、旅游、不洁饮食、服用特殊药物、饮酒等。

(2)黄疸的特点:①溶血性黄疸一般皮肤、黏膜呈浅柠檬色,不伴皮肤瘙痒。②肝细胞性黄疸一般皮肤、黏膜呈浅黄至深黄色,可伴有轻度皮肤瘙痒,其他为肝脏原发病的表现。③胆汁淤积性黄疸一般皮肤、黏膜呈暗黄色、深黄色,甚至呈黄绿色,并有皮肤瘙痒及心动过缓,尿色深,粪便颜色变浅甚至呈白陶土色。

(3)伴随症状:有无发热、寒战,有无恶心、呕吐,有无腹胀、厌食油腻,有无腹泻、腹痛、腰背痛,有无皮肤瘙痒等。

(4)与该病有关的其他病史:既往有无类似病史,有无肝炎或肝炎患者接触史,有无肝胆系统病史及消化系统病史。有无特殊药物服用史,有无大量饮酒史,有无疫区旅游与疫水接触史,有无类似疾病家族史。

2. 黄疸的病因鉴别

(1)黄疸伴发热,多见于急性胆管炎、肝脓肿、钩端螺旋体病、败血症、大叶性肺炎及病毒性肝炎等。

(2)黄疸伴上腹剧烈疼痛,多可见于胆道结石、肝脓肿或胆道蛔虫病等。

(3)黄疸伴肝大,多可见于病毒性肝炎、急性胆道感染或胆道阻塞、肝癌、肝硬化。

(4)黄疸伴胆囊肿大,提示胆总管梗阻,如胰头癌等。

(5)黄疸伴脾肿大,多见于病毒性肝炎、钩端螺旋体病、败血症、疟疾、肝硬化、各种原因引起的溶血性贫血及淋巴瘤。

(6)黄疸伴腹水,多见于重症肝炎、失代偿期肝硬化、肝癌等。

二、病例分析解读

1. 病史分析

病史特点:①中年男性,HBsAg(+),有乙肝家族史。②近3年来常乏力、纳差。③3天前无明显诱因出现巩膜黄染,食欲减退,伴乏力、纳差及腹胀。

该患者以黄疸、食欲减退、腹胀等消化道症状为主,近些年来症状逐渐显现且于近日加重,因此考虑病情在进展过程中。患者HBsAg(+),有乙肝家族史,考虑其引起黄疸伴腹胀、乏力的可能疾病为重症肝炎、失代偿期肝硬化、肝癌等。该患者为慢性乙肝病毒感染患者,病史已有6余年,首先应考虑慢性乙型肝炎可能。

2. 体格检查分析

蜘蛛痣是肝硬化特征性体征;腹壁静脉曲张和脾肿大是肝硬化、肝功能受损的表现;移动性浊音阳性提示腹腔积液,有腹水,为肝硬化门静脉高压征的表现,患者临床表现为肝功能损害和门静脉高压症。

根据查体特点考虑肝硬化失代偿期的诊断基本成立,大量腹水是此期最突出的表现。

3. 辅助检查分析

(1)血常规示红细胞、白细胞和血小板三系均降低;肝功能示谷丙转氨酶升高,胆红素升高,低蛋白血症,白球比倒置,HBsAg(+)。

(2)综合辅助检查特点分析:肝功能损害,全血细胞减少,HBsAg(+),支持肝硬化失代偿期,继发脾功能亢进的诊断。

4. 诊断

(1)乙型肝炎后肝硬化失代偿期。

(2)腹水。

(3)脾功能亢进。

5. 鉴别诊断

(1)与其他病因引起的肝硬化鉴别,如丙型肝炎肝硬化、血吸虫病肝硬化、酒精性肝硬化、药物性肝损害后肝硬化、自身免疫性疾病致肝硬化等。该患者无输血外伤史、HCV – Ab(–),无血吸虫疫区接触史、无长期大量饮酒史和服药史,无自身免疫性疾病的相关证据,但有乙肝家族史及慢性消化道症状、乙肝病毒指标为阳性,因此考虑乙肝后肝硬化。

(2)与引起腹水的相关疾病鉴别,如结核性腹膜炎、慢性肾炎及肾功能不全、腹膜肿瘤或转移癌、缩窄性心包炎、布 – 加综合征(Budd – Chiari 综合征)及自身免疫性疾病等。该患者无长期发热、盗汗等,无血尿、蛋白尿及眼睑浮肿,无体重短期内明显减轻,无结核性心包炎史,无双下肢静脉曲张,无自身免疫性疾病的相关表现,而且肝硬化的临床表现典型,辅助检查亦支持,因此考虑肝硬化所致腹水。

(3)与肝癌的鉴别:肝硬化病情发展较慢,病程反复迁延,肝功能损害显著,血清甲胎蛋白(AFP)阳性多提示癌变。少数肝硬化、肝炎患者可有一过性 AFP 升高且伴有转氨酶显著升高,肝癌的血清 AFP 则持续上升(往往超过 500ng/mL),与转氨酶下降呈曲线分离现象。

6. 治疗原则

(1)一般治疗:①低盐饮食和注意休息。②选用高热量,含优质蛋白和丰富维生素且易消化的食物,避免干硬粗糙和刺激性食物,避免吸烟、饮酒。③忌用具有肝损害性的药物。

(2)药物治疗:应用保肝药物和降低门静脉高压的药物。

(3)腹水治疗:①限制钠、水的摄入。②合理应用利尿剂,输注白蛋白,提高血浆胶体渗透压,必要时放腹水。

(4)抗病毒治疗。

直通医考

1.在我国肝硬化的主要病因为(   )

A.胆汁淤积　　　　　　B.酒精中毒　　　　　　C.病毒性肝炎

D. 工业毒物或药物　　　　E. 营养障碍

2. 下列选项对确诊肝硬化有价值的是(　　)

A. 肝大,质地偏硬　　　　B. 脾大　　　　　　　　C. γ球蛋白升高

D. 肝穿刺活检有假小叶形成　　E. 食管X线钡餐检查有虫蚀样充盈缺损

3. 肝硬化最常见的并发症是(　　)

A. 上消化道出血　　　　B. 自发性腹膜炎　　　　C. 肝肾综合征

D. 原发性肝癌　　　　　E. 肝性脑病

4. 患者,男,43岁。有肝炎、肝硬化病史5年,出现腹水1年。1周来低热伴轻度腹痛,腹水明显增多。腹水检查:呈淡黄色,比重1.017,蛋白26g/L,白细胞$500×10^6$/L,中性粒细胞80%。对该患者最可能的诊断是肝硬化合并(　　)

A. 结核性腹膜炎　　　　B. 自发性腹膜炎　　　　C. 原发性肝癌

D. 门静脉血栓形成　　　E. 肝肾综合征

项目九 上消化道出血

 实训目标

知识目标	掌握	上消化道出血的临床表现、诊断和治疗	☆☆☆
	熟悉	病史采集及病例分析的流程	☆☆
	了解	上消化道出血的病因和发病机制	☆
素质目标		提升学生正确的临床思维能力	☆
		体会如何与患者沟通,建立良好的医患关系	☆

 实训方法

1. PBL 教学:由 1 名学生模拟标准化病人,其余学生分组进行病史采集和病例讨论。
2. 教师针对学生讨论结果进行讲评、总结。
3. 实训结束后,总结病例讨论内容,书写实训报告。

 实训准备

实训室、标准化病人(提前培训)、笔、记录本。

 标准化病人

江××,男,55 岁。黑便 1 天,呕血 8 小时。

患者于 1 天前无明显诱因排黑便,每日 2 次,量约 140mL。8 小时前恶心、呕吐,呕出咖啡渣样物质约 400mL,伴头晕、心慌、上腹不适及乏力。既往有上腹痛病史 1 年,口服抑酸药后症状减轻,未规律诊治。无肝病史,无腹部手术史,无饮酒嗜好,无药物及食物过敏史。

体格检查 体温 36.8℃,脉搏 90 次/分,呼吸 19 次/分,血压 90/60mmHg。贫血貌,神志清,自主体位,查体合作。全身皮肤无黄染及出血点,无肝掌与蜘蛛痣,左锁骨淋巴结无肿大。睑结膜苍白,巩膜无黄染。双肺呼吸音清,未闻及干、湿啰音。心界无扩大,心率 90 次/分,律齐,各瓣膜区无杂音。腹平软,无腹壁静脉曲张,无胃肠型及蠕动波,上腹部轻压痛,肝、脾肋下未触及,Murphy征(-),移动性浊音(-),双肾区无叩击痛,肠鸣音 8 次/分,无血管杂音。

实验室检查 血常规:红细胞 2.85×10^{12}/L,血红蛋白 84g/L,白细胞 5.64×10^9/L。肾功能:尿素氮 13.7mmol/L,肌酐 65μmol/L。肝功能:谷丙转氨酶 25IU/L、总胆红素 17mmol/L。血脂、血糖均正常。粪常规:镜检(-),隐血(+)。

实训内容

任务一:病史采集

患者,男,55 岁。黑便 1 天,呕血 8 小时。

(1)围绕该患者的简要病史进行分组讨论,分析导致患者出现这些症状的原因有哪些。为明确诊断,还需了解患者的哪些信息?

(2)请对该患者进行问诊。问诊要条理性强,能抓住重点,围绕病情询问。问诊过程运用医患沟通的方法和技巧,重视人文关怀。

(3)请将对该患者进行病史采集(问诊)的过程填入下表。

病史采集	满分(15 分)	得分
一、现病史	13 分	
1. 根据主诉及相关鉴别询问		
(1)发病诱因		
(2)呕血		
(3)黑便		
(4)伴随症状		
2. 诊疗经过		
(1)是否曾到过医院就诊,做过哪些检查		
(2)治疗及用药情况		√
3. 一般情况		
患病以来精神、饮食、睡眠、大小便及近期体重变化情况		√
(二)相关病史		
1. 有无药物过敏史		√
2. 与该病有关的其他病史		
二、问诊技巧	2 分	
1. 条理性强,能抓住重点		

续表

病史采集	满分（15分）	得分
2.能围绕病情询问		
注意事项:①主要症状和次要症状的具体情况、特点要详尽。②诊疗经过要根据题目适当扩展。③相关病史要根据简要病史适当扩展	学生得分	

任务二:病例分析

标准化病人病历摘要(见本项目标准化病人)。

(1)围绕该患者的病历进行分组讨论,给出初步诊断,说明诊断依据,进行鉴别诊断。为明确诊断,还需要进一步完善哪些检查?为该患者制订治疗方案。

(2)请将病例分析的结果填入下表。

病例分析	满分（22分）	得分
一、初步诊断(请学生列举主要诊断,次要诊断已给出)	4分	
1.		
2.失血性贫血		
二、诊断依据(初步诊断错误,诊断依据不得分)	5分	
1.主要诊断依据		
(1)		
(2)		
(3)		
(4)		
(5)		
2.次要诊断依据(略)		
三、鉴别诊断	4分	
1.		
2.		
3.		
4.		
四、进一步检查	5分	
1.		

病例分析	满分 (22分)	得分
2.		
3.		
五、治疗原则	4分	
1.		
2.		
3.		
4.		
注意事项	1.诊断需注意病变的急性、慢性、部位、分级、分度和分期 2.主要诊断依据包括：①年龄、性别、主诉；②症状的具体情况；③主要阳性体征的检查结果；④有临床意义的辅助检查结果；⑤与该病发生有关的病史 3.次要诊断依据包括：①症状、体征；②辅助检查结果 4.写出3或4个鉴别诊断 5.治疗原则填写不用太具体	学生得分

任务解读

一、病史采集解读

1.呕血的病史采集要点

病史采集应着重了解呕血的诱因、颜色，有无黑便，并准确估计出血量，判断周围循环状况。

(1)可能的诱因：受凉、不洁饮食、进食刺激性食物、饮酒、劳累、精神因素、季节因素及服用药物。

(2)呕血的特点：呕血的颜色、次数及量，呕吐物的颜色，是否混有食物。有无黑便及黑便的次数，粪便性状及量。当出血量多、在胃内停留时间短或出血点位于食管，则血色鲜红或为暗红色，常混有凝血块；当出血量较少或在胃内停留时间长，则呕吐物可呈棕褐色或咖啡渣样。

(3)伴随症状：有无头晕、心悸、出汗、意识障碍（周围循环不足的表现），有无畏寒、发热，有无反酸、上腹痛、腹胀，有无肝掌、蜘蛛痣，有无皮肤及巩膜黄染，皮肤有无出血点，有无胃炎、消化性溃疡、肿瘤、血液系统疾病、慢性肝病病史，有无手术、输血史，有无烟酒嗜好,有无肿瘤家族史。

2. 呕血的病因鉴别

(1)最常见病因依次考虑为消化性溃疡、食管胃底静脉曲张破裂、急性糜烂性出血性胃炎及胃癌。①消化性溃疡:伴周期性、节律性、慢性上腹痛。②食管胃底静脉曲张破裂:有慢性肝炎病史,肝硬化失代偿期表现。③急性糜烂性出血性胃炎:急性起病,因应激、饮酒、服用药物等所致。④胃癌:伴上腹痛,疼痛无明显节律性,厌食及消瘦。

(2)其他原因:其他炎症、机械损伤、血管及肿瘤因素,以及邻近器官的病变和全身性疾病累及上消化道者均可导致出血。

二、病例分析解读

1. 病史分析

病史特点:①呕血无先兆症状,为突发性,呈咖啡渣样并伴有黑便。②伴有头晕、心慌、乏力等全身症状。③上腹痛病史1年,否认肝病史、手术史、饮酒史。

该患者主要症状呕血和黑便,提示上消化道出血。头晕、心慌和乏力,提示可能有失血造成的贫血。上腹痛病史1年,提示消化系统疾病的可能。

2. 体格检查分析

该患者阳性体征均无特异性。上腹部有压痛,为何种性质尚需进一步寻找临床证据。引起上腹部疼痛的病因除了上腹部脏器病变,还涉及该处腹膜的刺激及胸部病变。若伴消化道出血,则应侧重考虑腹部脏器病变所致。肠鸣音活跃(8次/分)应考虑消化道继续出血的可能性。贫血貌,睑结膜苍白提示存在贫血。一些具有鉴别价值的阳性体征对确定病因、排除相关疾病有帮助,如伴黄疸、发热及右上腹压痛而呕血者,可能由肝胆疾病所引起;黄疸、发热及全身皮肤黏膜有出血倾向者,见于某些感染性疾病(如败血症、钩端螺旋体病等);而伴皮肤黏膜出血者,常与血液疾病及凝血功能障碍疾病有关。该患者无上述明显体征,考虑上述病因的可能性小。

3. 辅助检查分析

辅助检查特点:中度贫血,肝功能正常,粪便隐血(+),血尿素氮升高。该患者实验室检查缺乏特异性;红细胞及血红蛋白降低仅表明贫血,血尿素氮轻度增高与粪便隐血阳性也只能提示存在上消化道出血,所以还需进一步完善检查。可将胃镜和(或)X线钡餐检查作为确诊手段,胃镜尤有诊断价值,幽门螺杆菌检测则使检查更加完善。上消化道出血者,尚需定期复查血红蛋白浓度、红细胞计数、红细胞比容及血尿素氮,作为判断出血是否停止的有效指标及指导补充血容量的参考指标,不能以黑便或潜血阳性作为判定出血继续的指标。

4. 诊断

(1) 上消化道出血(消化性溃疡出血可能性较大,胃癌待排除)。

(2) 失血性贫血。

5. 鉴别诊断

(1) 下消化道出血:上消化道出血和下消化道出血的判断需要根据出血的方式、血便的颜色、大便的性质和伴随症状来区分和判断。单纯便血,颜色暗红或鲜红色,伴有急性下腹痛、脐周痛或者是有里急后重者,主要考虑是下消化道出血。该患者既往病史、症状、体征及实验室检查结果不支持该诊断,可排除。

(2) 胃癌:中老年人、慢性上腹痛、无明显节律性并伴明显食欲不振及消瘦者,应警惕胃癌可能。该患者无胃镜及病理结果,待排除。

(3) 急性糜烂性胃炎:通过患者病前饮食史、服药史及严重应激状态,可判断是否有急性糜烂性胃炎。该患者无明显诱因,且有规律性上腹痛病史,故可排除。

(4) 食管-胃底静脉曲张破裂出血:常表现为呕血量大,出血迅猛,呕出暗红色或鲜红色血液,并导致周围循环衰竭,严重者可出现失血性休克。在大出血暂停、血压稳定后,急诊胃镜检查(一般在入院后24小时内)可明确出血部位和原因。

6. 治疗原则

(1) 禁食,保持卧位,保持呼吸道通畅,给予吸氧。

(2) 建立静脉通道、补充血容量,必要时输血。

(3) 药物治疗:首选质子泵抑制剂。急性出血期宜通过静脉途径给药,待病情稳定后改为口服。局部止血药物可选择去甲肾上腺素、凝血酶等。

(4) 胃镜下确定是否需要止血及预防止血治疗,方法有内镜下止血、介入治疗或手术治疗。

直通医考

1. 下列关于上消化道出血的定义,正确的是(   )

A. 贲门以上部位出血　　B. 幽门以上部位出血　　C. 空肠以上部位出血

D. Treitz 韧带以上部位出血　　E. 十二指肠乳头水平以上部位出血

2. 上消化道大出血最常见于(   )

A. 胃十二指肠溃疡　　B. 胃癌　　C. 胆道出血

D. 出血性胃炎　　E. 食管-胃底静脉曲张

3. 患者,男,45 岁,发现肝硬化已 5 年。3 天前与朋友聚餐时出现呕血,血色鲜红,呕血量约 1000mL。患者出现头晕、心悸、出冷汗等,经输血、补液和应用止血药治疗后病情好转,血压和心率恢复正常。1天前出现睡眠障碍,并出现幻听和言语不清。实验室检查:血氨130μg/dL,血糖5.6mmol/L,尿素氮7.2mmol/L。导致该患者消化道出血的原因最可能是(   )

    A. 胃癌   B. 胃溃疡   C. 十二指肠溃疡

    D. 食管-胃底静脉曲张破裂   E. 急性糜烂性胃炎

4. 患者,男,41岁。1周来反复呕血3次,每日黑便3~5次。下列可作为判断上消化道出血已基本停止的指标是(   )

    A. 血压、脉搏在输血后恢复正常又恶化   B. 红细胞、血红蛋白继续下降

    C. 由鲜红色血便变成黑便   D. 血尿素氮持续升高

    E. 中心静脉压不稳定

项目十 慢性肾小球肾炎

 实训目标

知识目标	掌握	慢性肾小球肾炎的临床表现、诊断和治疗	☆☆☆
	熟悉	病史采集及病例分析的流程	☆☆
	了解	慢性肾小球肾炎的病因和发病机制	☆
素质目标		提升学生正确的临床思维能力	☆
		体会如何与患者沟通,建立良好的医患关系	☆

 实训方法

1. PBL 教学:由 1 名学生模拟标准化病人,其余学生分组进行病史采集和病例讨论。
2. 教师针对学生讨论结果进行讲评、总结。
3. 实训结束后,总结病例讨论内容,书写实训报告。

 实训准备

实训室、标准化病人(提前培训)、笔、记录本。

 标准化病人

梁××,女,33 岁。间断水肿 3 年,再发伴尿色加深 10 天。

患者 3 年前劳累后出现双下肢对称性、凹陷性水肿,朝轻暮重,无肉眼血尿,尿中泡沫增加。于当地医院查尿常规示红细胞 5~8/HP,蛋白(++),给予"青霉素"治疗,1 周后水肿消退。此后间断于劳累后出现上述症状,休息后缓解,未再复查尿常规。10 天前受凉后出现咽痛、发热,体温 37.8℃,双下肢水肿,尿色呈浓茶色,伴泡沫。自服"阿奇霉素"7 天,体温正常,尿色恢复正常。发病无尿量减少,无尿频、尿急、尿痛,无发热、皮疹、关节痛,大便正常,体重无变化。既往体健,无烟酒嗜好。无高血压病家族史。

体格检查 体温 36.7℃,脉搏 82 次/分,呼吸 20 次/分,血压 150/100mmHg。皮肤未见出血点和皮疹,浅表淋巴结未触及肿大。双肺未闻及干、湿啰音。心界不大,心率 78

次/分,律齐,各瓣膜听诊区未闻及杂音。腹平软,无压痛,肝、脾肋下未触及,移动性浊音(-)。肾区无叩痛,双下肢轻度凹陷性水肿。

实验室检查 血常规:红细胞 $3.5×10^{12}/L$,血红蛋白 $116g/L$,白细胞 $5.4×10^9/L$,中性粒细胞 68%,血小板 $282×10^9/L$。肾功能:肌酐 $158\mu mol/L$,尿素氮 $8.9mmol/L$,白蛋白 $38g/L$,估算肾小球滤过率(GFR)$57mL/(min·1.73m^2)$。尿常规:蛋白(++),沉渣红细胞 $25\sim30/HP$,颗粒管型 $2\sim3/LP$,尿蛋白定量 $1.2g/d$。

实训内容

任务一:病史采集

患者,女,33岁。间断水肿3年,再发伴尿色加深10天。

(1)围绕该患者的简要病史进行分组讨论,分析导致患者出现这些症状的原因有哪些。为明确诊断,还需了解患者的哪些信息?

(2)请对该患者进行问诊。问诊要条理性强,能抓住重点,围绕病情询问。问诊过程运用医患沟通的方法和技巧,重视人文关怀。

(3)请将对该患者进行病史采集(问诊)的过程填入下表。

病史采集	满分(15分)	得分
一、现病史	13分	
1.根据主诉及相关鉴别询问		
(1)发病诱因		
(2)水肿		
(3)尿液		
(4)伴随症状		
2.诊疗经过		
(1)是否曾到过医院就诊,做过哪些检查		
(2)治疗及用药情况		√
3.一般情况		
患病以来精神、饮食、睡眠、大小便及近期体重变化情况		√
(二)相关病史		
1.有无药物过敏史		√
2.与该病有关的其他病史		
二、问诊技巧	2分	

续表

病史采集	满分（15分）	得分
1.条理性强，能抓住重点		
2.能围绕病情询问		
注意事项：①主要症状和次要症状的具体情况、特点要详尽。②诊疗经过要根据题目适当扩展。③相关病史要根据简要病史适当扩展	学生得分	

任务二：病例分析

标准化病人病历摘要（见本项目标准化病人）。

（1）围绕该患者的病历进行分组讨论，给出初步诊断，说明诊断依据，进行鉴别诊断。为明确诊断，还需要进一步完善哪些检查？为该患者制订治疗方案。

（2）请将病例分析的结果填入下表中。

病例分析	满分（22分）	得分
一、初步诊断（请学生列举主要诊断，次要诊断已给出）	3分	
1.		
2.慢性肾脏病3期		
二、诊断依据（初步诊断错误，诊断依据不得分）	6分	
1.主要诊断依据		
（1）		
（2）		
（3）		
（4）		
（5）		
2.次要诊断依据（略）		
三、鉴别诊断	4分	
1.		
2.		
3.		
四、进一步检查	5分	
1.		

续表

病例分析	满分（22分）	得分
2.		
3.		
4.		
五、治疗原则	4分	
1.		
2.		
3.		
4.		
注意事项	1. 诊断需注意病变的急慢性、部位、分级、分度和分期 2. 主要诊断依据包括：①年龄、性别、主诉；②症状的具体情况；③主要阳性体征的检查结果；④有临床意义的辅助检查结果；⑤与该病发生有关的病史 3. 次要诊断依据包括：①症状、体征；②辅助检查结果 4. 写出3或4个鉴别诊断 5. 治疗原则不用太具体	学生得分	

任务解读

一、病史采集解读

1. 水肿病史采集要点

病史采集应着重了解水肿出现时间、持续时间、发生速度、发生部位和发生顺序，全身性水肿或局部性水肿，水肿的性质（是否双侧对称，是否为可陷性），与体位变化及活动的关系，加重或缓解的因素。

（1）可能的诱因：前驱感染、精神紧张等。

（2）全身性水肿的特点：①心源性水肿的水肿部位首见于身体下垂部位，向上延及全身，发展缓慢，同时伴有右心衰，随后发展为其他表现，如颈静脉怒张、肝大等。②肾源性水肿早期可在晨起时有眼睑和颜面部水肿，随后延及全身且发展迅速，常有尿改变、高血压肾功能损害的表现。③肝源性水肿主要表现为腹水，也可首先出现踝部水肿，逐渐向上蔓延，伴有肝硬化的其他表现，主要有肝功能损害和门静脉高压症。④营养不良性水肿在发生前常有消瘦、体重减轻等表现，水肿常从足部开始逐渐蔓延全身。⑤其他原因的全身性水肿,如黏液性水肿、经前期紧张综合征、药物性水肿、特发性水肿等。

(3)伴随症状:是否伴肝区胀痛,是否有泡沫样尿,有无呼吸困难及发绀,有无心悸、咳嗽、咳痰、咯血、头晕、头痛、失眠、腹胀、腹痛等。

(4)相关病史:有无心脏病、肝病、肾病、甲状腺疾病、肿瘤病史,有无营养不良及系统性红斑狼疮(SLE)病史,女性患者应了解月经史(水肿与月经周期有明显关系者,可见于经前期紧张综合征)。

2. 水肿的病因鉴别

(1)水肿伴肝大,可见于心源性水肿、肝源性水肿与营养不良性水肿。

(2)水肿伴重度蛋白尿,可见于肾源性水肿,轻度蛋白尿亦可见于心源性水肿。

(3)水肿伴呼吸困难与发绀,可见于心源性水肿。

(4)水肿伴心跳缓慢、血压偏低,可见于甲状腺功能减退。

(5)水肿伴消瘦、体重减轻,可见于营养不良。

二、病例分析解读

1. 病史分析

病史特点:①青年女性,慢性病程。②间断水肿、尿色加深10天。③镜下血尿、中等量蛋白尿。④无高血压病家族史。临床表现无系统性红斑狼疮和慢性肾盂肾炎等病史。

该患者为青年女性,水肿伴有尿液异常,提示患者的水肿为肾源性水肿。患者病史3年,慢性病程,提示为慢性迁延性疾病。慢性肾小球肾炎起病隐匿,缺乏较典型的临床表现,通常水肿、尿色加深和泡沫尿是慢性肾小球肾炎患者最常见的主诉。尿色加深程度与尿中的红细胞数有关,尿中泡沫的多少取决于漏出的蛋白量。出现大量蛋白尿同时伴有关节酸痛、口腔溃疡、面部红斑或血管炎等表现,需明确是否为系统性红斑狼疮引起的狼疮性肾炎,但该患者临床表现提示无系统性红斑狼疮病史。若有长期高血压病病史,需考虑高血压肾损害。有慢性肾盂肾炎病史或长期服用某些药物,则需与慢性肾盂肾炎或药物所致肾间质病变相鉴别。

2. 体格检查分析

慢性肾小球肾炎的体格检查缺乏特征性体征,常合并高血压,且慢性肾小球肾炎和高血压肾损害均有肾功能损害及高血压,因此需要对两者进行区别。慢性肾小球肾炎主要表现为长期肾病史及血压的轻度增高,高血压肾损害主要表现为长期高血压病史及轻度肾损害。该患者虽有双下肢水肿、血压增高,但无其他阳性体征及长期高血压病史,所以诊断首先考虑慢性肾小球肾炎。

项目十　慢性肾小球肾炎

3. 辅助检查分析

该患者尿常规提示血尿、蛋白尿,颗粒管型。血肌酐升高;肾小球滤过率(GFR) $57mL/(min·1.73m^2)$,中度下降,提示肾功能损害。综合患者的临床表现和实验室检查结果,该患者有慢性病程、血尿、蛋白尿、水肿、高血压和肾功能减退,因此首先考虑慢性肾小球肾炎。该患者有血尿,但血尿部位鉴别需进一步完善尿相差显微镜检查。若显示肾小球源性血尿,则提示肾小球损害。

慢性肾小球肾炎是临床表现相似的一组肾小球疾病,其病理类型和病变程度各不相同,常见的病理类型有:系膜增生性肾炎,膜性肾病,局灶性、节段性肾小球硬化,系膜毛细管性肾小球肾炎,增生硬化性肾小球肾炎等。该患者可通过进一步行肾活检,明确病理类型。但结合患者的慢性肾病病史,病程超过3个月,血肌酐升高,肾小球滤过率为 $57mL/(min·1.73m^2)$,中度下降等,可诊断为慢性肾病3期。

4. 诊断

(1)慢性肾小球肾炎。

(2)慢性肾脏病3期。

5. 鉴别诊断

(1)系统性红斑狼疮肾炎:好发于青、中年女性,依据多系统受损的临床表现和免疫学检查即可明确诊断。该患者虽为青年女性,但无多系统受损的表现,进一步行免疫学检查,若均为阴性则可排除。

(2)高血压肾损害:可有尿蛋白,罕见有持续性血尿和红细胞管型。肾小管损害一般早于肾小球;肾穿刺和病史有助于鉴别,一般有较久的高血压病史,后出现蛋白尿。该患者为青年人,既往无高血压病史,可排除。

(3)慢性肾盂肾炎:晚期可出现蛋白尿和高血压。病史中常有反复发作的尿路感染史,肾功能损害多以肾小管损害为主,静脉肾盂造影检查可发现双侧肾脏损害不对称。该患者无此类病史,可排除。

(4)其他:过敏性紫癜性肾炎、糖尿病肾病、痛风肾病、多发性骨髓瘤肾损害、肾淀粉样变性等有时也会表现为慢性肾炎的形式。该患者无相关临床表现,可排除。

6. 治疗原则

慢性肾炎的治疗应以防止或延缓肾功能进行性恶化、改善或缓解临床症状及防治心脑血管并发症为主要目的,而不以消除尿红细胞或轻微尿蛋白为目标。

(1)一般治疗。水肿明显者给予低盐饮食,限制水、盐摄入;肾功能不全氮质血症患者应限制蛋白及磷的入量,采用优质低蛋白饮食或加用必需氨基酸。

(2)控制血压。首选可减少蛋白尿的降压药,如血管紧张素转换酶抑制剂或血管紧张素Ⅱ受体拮抗药。

(3)根据肾穿刺病理类型,酌情给予免疫抑制治疗。

(4)对症治疗。避免劳累,预防感染,纠正水、电解质紊乱和酸碱失衡,抗血小板聚集,避免使用肾毒性药物。

 直通医考

1. 慢性肾炎主要病变部位是(　　)

　　A. 双肾间质　　　　　　B. 双肾的肾小管　　　　C. 双肾的集合系统

　　D. 双肾的肾小球　　　　E. 双肾的小动脉

2. 慢性肾炎治疗的主要目的是(　　)

　　A. 消除蛋白尿　　　　　B. 消除血尿　　　　　　C. 控制感染

　　D. 应用抗血小板聚集药　E. 防止或延缓肾功能衰竭

(3~4 题共用题干)

患者,男,38 岁。间歇性水肿 10 余年,伴恶心、呕吐 1 周。查体:血红蛋白 80g/L,血压 155/110mmHg,尿蛋白(++),颗粒管型 2~3/HP,尿比重 1.010~1.012。

3. 对该患者可能的诊断是(　　)

　　A. 肝炎后肝硬化　　　　B. 原发性高血压　　　　C. 慢性肾盂肾炎

　　D. 慢性肾小球肾炎　　　E. 肾病综合征

4. 患者还应立即做的检查项目是(　　)

　　A. 24 小时尿蛋白定量　　B. 乙型肝炎病毒全套　　C. 血肌酐、尿素氮

　　D. 血胆固醇　　　　　　E. 肝功能全套

项目十一 尿路感染

实训目标

知识目标	掌握	尿路感染的临床表现、诊断和治疗	☆☆☆
	熟悉	病史采集及病例分析的流程	☆☆
	了解	尿路感染的病因和发病机制	☆
素质目标		提升学生正确的临床思维能力	☆
		体会如何与患者沟通,建立良好的医患关系	☆

实训方法

1. PBL 教学:由 1 名学生模拟标准化病人,其余学生分组进行病史采集和病例讨论。
2. 教师针对学生讨论结果进行讲评、总结。
3. 实训结束后,总结病例讨论内容,书写实训报告。

实训准备

实训室、标准化病人(提前培训)、笔、记录本。

标准化病人

赵××,女,25 岁。尿频、尿急、尿痛 3 天,发热 1 天。

患者 3 天前劳累后出现尿频、尿急、尿痛,未诊治。1 天前出现畏寒、发热,体温高达 39.2℃,尿频、尿急、尿痛加剧,同时感右侧腰部酸胀不适,伴乏力,无恶心、呕吐、腹痛、腹泻。1 年前憋尿后曾发生一次尿频、尿急、尿痛症状,自服"左氧氟沙星"2 天后好转。

体格检查 体温 38.8℃,脉搏 100 次/分,呼吸 20 次/分,血压 130/80mmHg。急性病容,神志清,皮肤未见出血点和皮疹。浅表淋巴结未触及肿大。睑结膜无苍白,巩膜无黄染。双肺呼吸音清,未闻及干、湿啰音。心界不大,心率 100 次/分,律齐,各瓣膜听诊区未闻及杂音。腹平软,无压痛,肝、脾肋下未触及,Murphy 征(-)。右肾区及肋脊角叩痛(+),移动性浊音(-),双下肢无水肿。

实验室检查 血常规:白细胞 $18.5 \times 10^9/L$,中性粒细胞 95%,血红蛋白 125g/L,血小板 $245 \times 10^9/L$。尿常规:蛋白(+),尿沉渣检查红细胞 8~10/HP,白细胞 40~50/HP,葡萄糖(-),亚硝酸盐(+)。粪常规(-)。

 实训内容

任务一:病史采集

患者,女,25 岁。尿频、尿急、尿痛 3 天,发热 1 天。

(1)围绕该患者的简要病史进行分组讨论,分析导致患者出现这些症状的原因有哪些。为明确诊断,还需了解患者的哪些信息?

(2)请对该患者进行问诊。问诊要条理性强,能抓住重点,围绕病情询问。问诊过程运用医患沟通的方法和技巧,重视人文关怀。

(3)请将对该患者进行病史采集(问诊)的过程填入下表。

病史采集	满分 (15 分)	得分
一、现病史	13 分	
1.根据主诉及相关鉴别询问		
(1)发病诱因		
(2)尿频		
(3)尿急		
(4)尿痛		
(5)发热		
(6)伴随症状		
2.诊疗经过		
(1)是否曾到过医院就诊,做过哪些检查		
(2)治疗及用药情况		√
3.一般情况		
患病以来精神、饮食、睡眠、大小便及近期体重变化情况		√
(二)相关病史		
1.有无药物过敏史		√
2.有无尿路感染反复发作史		√
3.与该病有关的其他病史		
二、问诊技巧	2 分	

续表

病史采集	满分 (15分)	得分
1. 条理性强,能抓住重点		
2. 能围绕病情询问		
注意事项:①主要症状和次要症状的具体情况、特点要详尽。②诊疗经过要根据题目适当扩展。③相关病史要根据简要病史适当扩展	学生得分	

任务二:病例分析

(1)围绕该患者的病历进行分组讨论,给出初步诊断,说明诊断依据,进行鉴别诊断。为明确诊断,还需要进一步完善哪些检查?为该患者制订治疗方案。

(2)请将病例分析的结果填入下表。

病例分析	满分 (22分)	得分
一、初步诊断	3分	
二、诊断依据(初步诊断错误,诊断依据不得分)	5分	
1.		
2.		
3.		
4.		
5.		
三、鉴别诊断	4分	
1.		
2.		
3.		
4.		
四、进一步检查	5分	
1.		
2.		
3.		
五、治疗原则	5分	

续表

病例分析	满分 (22分)	得分
1.		
2.		
3.		
注意事项 1.诊断需填写病变的急性、慢性、部位、分级、分度和分期 2.主要诊断依据包括：①年龄、性别、主诉；②症状的具体情况；③主要阳性体征的检查结果；④有临床意义的辅助检查结果；⑤与该病发生有关的病史 3.次要诊断依据包括：①症状、体征；②辅助检查结果 4.写出3或4个鉴别诊断 5.治疗原则填写不用太具体	学生得分	

 任务解读

一、病史采集解读

1.尿频、尿急与尿痛的病史采集要点

病史采集应着重了解尿路感染的诱因、起病的缓急、病程，排尿的频率、尿量，尿痛的部位、性质、程度等。

(1)可能的诱因：劳累、受凉、憋尿、饮水减少、导尿、尿道器械检查等。

(2)症状的特点：①排尿的频率，包括夜尿的频率、尿量，有无尿道分泌物。②尿急的程度，有无尿失禁。③尿痛的部位、性质、程度和出现的时间，加重或缓解的因素。尿痛部位多在耻骨上区、会阴部和尿道内，可为灼痛或刺痛。尿道炎多在排尿开始时出现疼痛；膀胱炎和前列腺炎常出现终末性尿痛。

(3)伴随症状：有无尿色改变、排尿困难，有无腰痛、腹痛及放射痛，有无其他部位出血。

(4)相关病史：有无尿路感染反复发作史，有无结核病、糖尿病、尿路结石、出血性疾病、盆腔炎性疾病病史，有无外伤、手术史，女性还应了解月经与婚育史。

2.尿频、尿急与尿痛的病因鉴别

尿路刺激征的可能病因有尿道炎、膀胱炎、前列腺炎、肾盂肾炎、尿道结石、尿道肿瘤、尿道结核等，鉴别要点如下。

(1)急性尿道炎、膀胱炎，多以尿路刺激征为主，无全身症状。

(2)肾盂肾炎,多表现为尿路刺激征不剧烈,伴腰痛,有全身症状。

(3)急性前列腺炎,多见于老年男性,且病史多较长,伴会阴部、腹股沟和睾丸胀痛。

(4)尿道结石,多表现为排尿困难,伴尿流突然中断、血尿等。

(5)尿道结核,多表现为结核中毒症状,尿中可找到结核杆菌。

(6)膀胱癌,尿频、尿急伴无痛性血尿。

二、病例分析解读

1. 病史分析

病史特点:①青年女性,有尿路刺激征。②有全身感染症状。③无夜尿增多等肾浓缩功能不全的表现。尿路刺激征不伴有全身症状,无腰酸、腰痛等常提示下尿路感染。尿路刺激征伴明显全身症状,如高热、腰痛等,常提示急性肾盂肾炎可能。尿路感染反复发作,迁延不愈,伴全身症状,有夜尿增多等尿浓缩功能受损表现时,常提示慢性肾盂肾炎。

该患者为青年女性,属尿路感染好发人群,急性病程,诊断首先考虑急性上尿路感染,常见急性肾盂肾炎。

2. 体格检查分析

(1)查体特点:①体温38.8℃,发热。②右肾区及肋脊角叩痛(+)。

(2)该患者比较特异性的阳性体征为右肾区及肋脊角叩痛(+),提示尿路感染,可能是上尿路感染。

3. 辅助检查分析

辅助检查特点:①血白细胞总数及中性粒细胞比例升高。②尿红细胞和白细胞增多,尿蛋白(+),亚硝酸盐(+)。

该患者的实验室检查尤其是血常规示白细胞18.5×10^9/L,尿沉渣检查白细胞$40 \sim 50$/HP,可见血、尿白细胞均增高,提示患者有炎症。因此该患者还需进行进一步检查,内容如下。

(1)中段尿培养。若中段尿培养见细菌、计数超过10^5/mL,可确定为真性菌尿,明确提示尿路感染。

(2)诊断尿路感染的首要问题是定位,需区分上尿路感染还是下尿路感染;尿抗体包裹细菌检查(ACB)、β_2微球蛋白检测有助于尿路感染定位。

(3)尿比重可了解是否有肾浓缩功能损伤,进一步检查还可进行尿渗透压、酸化试验、尿浓缩稀释试验。

(4)尿结核菌检查若为阴性,则可排除泌尿系结核。

(5)B超和静脉肾盂造影(IVP)观察可提示有无梗阻、畸形等易感因素,肾盂、肾盏形状和肾外形。若要判断是否为慢性肾盂肾炎,可以通过观察膀胱输尿管反流情况来确定,但值得注意的是,尿路感染急性期禁止行静脉肾盂造影(IVP)。

4. 诊断

急性肾盂肾炎。

5. 鉴别诊断

(1)急性膀胱炎:主要表现为下尿路刺激征,如尿频、尿急、尿痛、排尿不适,常伴膀胱区不适等症状。多数有白细胞尿,严重者有血尿,一般无明显全身感染症状,少数可出现低热,外周血白细胞计数和分类常无明显变化。该患者在尿路刺激征同时伴明显全身症状,外周血白细胞计数明显增加,故基本可排除。

(2)尿道综合征:多见于中年妇女,尿频症状表现突出,均有长期使用抗生素无效病史。须做3次清洁中段尿细菌定量培养,无真性细菌尿方可诊断。感染性尿道综合征(如衣原体和支原体感染)患者常有不洁性交史。该患者为青年女性,无反复发作病史,有发热等全身感染症状,故基本可排除。

(3)慢性肾盂肾炎:该患者主要临床表现为尿路刺激征和腰部或肋脊角压痛及叩痛,又有寒战、发热等全身感染症状,常伴外周血白细胞计数增高,但其病程短,无类似病史的反复发作,故不优先考虑慢性肾盂肾炎。

(4)肾结核:尿路刺激征非常明显,以血尿为主,晨尿结核杆菌培养可为阳性,而普通细菌培养为阴性,IVP可显示输尿管呈串珠状改变。该患者有尿路刺激征,但其他症状和检查均不支持,故可基本排除。

6. 治疗原则

(1)祛除诱因。

(2)休息、多饮水、勤排尿。

(3)抗生素治疗。一般抗生素的选择原则为:选用敏感药物;在尿或肾内浓度高;对肾脏的毒性低;严重、混合感染或治疗无效时联合用药。常选用对革兰氏阴性杆菌有效的药物,如喹诺酮类、头孢菌素类、氨基糖苷类及半合成青霉素类。轻症病例可口服喹诺酮药物或复方新诺明;如果是革兰氏阳性菌,可以单用阿莫西林克拉维酸钾治疗。重症病例或不能口服药物者,静脉使用喹诺酮类药物或广谱的头孢类药物治疗。对β-内酰胺类抗生素和喹诺酮类抗生素耐药者,可选用氨曲南治疗;如果致病菌是革兰氏阳性球菌,可使用氨苄西林和舒巴坦钠,必要时可采取联合用药。复杂性患者应及时有效控制糖尿病、尿路梗死等基础疾病,静脉使用广谱抗生素。首选针对革兰氏阴性杆菌有效的抗生素治疗,根据药敏结果调整用药。抗生素治疗疗程为2周。

项目十一　尿路感染

直通医考

1. 尿路感染诊断的确立主要依靠（　　）

A. 病史和症状　　　　B. 细菌学检查　　　　C. 白细胞尿

D. 血白细胞明显升高　E. 影像学检查

2. 下列选项中对于鉴别上、下尿路感染最有意义的是（　　）

A. 中段尿细菌培养阳性　B. 尿路刺激症状　　C. 畏寒、发热、腰痛

D. 肾小管浓缩功能正常　E. 尿中白细胞管型

3. 尿细菌培养阳性者,菌落计数（　　）

A. $\geq 10^3$/mL　　　　B. $\geq 10^4$/mL　　　　C. $\geq 10^5$/mL

D. $\geq 10^6$/mL　　　　E. $\geq 10^7$/mL

4. 肾盂肾炎最主要的治疗措施是（　　）

A. 多饮水或输液　　　B. 卧床休息　　　　C. 应用抗生素

D. 应用糖皮质激素　　E. 解痉止痛

知识拓展

常用于治疗尿路感染的抗生素

一、复方新诺明

复方新诺明临床主要用于治疗成人慢性支气管炎急性发作和儿童急性中耳炎,也可以用于治疗大肠杆菌、克雷伯菌、普通变形杆菌以及敏感菌株所致的细菌性尿路感染。

禁忌人群　对磺胺甲噁唑（SMZ）与甲氧苄啶（TMP）任一成分过敏者；孕妇、哺乳期妇女；2个月以下的婴儿、早产儿；巨幼红细胞贫血者；对其他磺胺类药物过敏者；严重肝、肾功能损害者。

不良反应　①过敏反应：药疹为最常见的不良反应。②血液系统：葡萄糖-6-磷酸脱氢酶缺乏者易发生溶血性贫血、血红蛋白尿、粒细胞减少、再生障碍性贫血。③中枢神经系统：可发生精神错乱、定向力障碍、幻觉、欣快感或犹豫感等中枢神经系统毒性症状。④肾脏系统：发生结晶尿、血尿、管型尿,严重者可引起少尿、尿痛、肾功能衰竭。⑤胃肠道：有可能会引起恶心、呕吐、食欲减退、腹泻。⑥肝脏疾病：可能会导致黄疸、肝功能减退,严重者发生急性重症肝炎。

使用注意　不易产生耐药,对磺胺耐药的菌株所致感染在使用本药时有较好的疗效,但不易清除细菌。

二、左氧氟沙星

左氧氟沙星临床主要用于治疗呼吸系统、皮肤软组织、肠道等中重度感染以及泌尿系统感染(如肾盂肾炎、复杂性尿路感染)、生殖系统感染(如急性前列腺炎、急性附睾炎、宫腔感染、盆腔炎等)。

不良反应　①心血管系统：可出现心悸、心电图异常、尖端扭转室速。②代谢系统和内分泌系统：可出现血糖增高或降低，常发生于使用口服降糖药或胰岛素的糖尿病患者。③肌肉及骨骼系统：可以引起横纹肌溶解、跟腱炎、跟腱断裂。

使用注意　不宜与其他药物同瓶混合静脉滴注，不宜与其他药物使用同一根静脉输液管静脉滴注。每100mL注射液滴注时间不得少于60分钟。滴速过快易引起静脉刺激症状或中枢神经系统反应。用药期间出现血糖增高或降低时，应严密监测血糖，若发现低血糖反应，需立即停用本药，并予以相应纠正低血糖的治疗。

三、阿莫西林克拉维酸钾

阿莫西林克拉维酸钾临床主要用于治疗泌尿生殖系统感染，如膀胱炎、尿道炎、肾盂肾炎、前列腺炎、盆腔炎、淋病奈瑟菌尿路感染、软下疳、产后感染等。

药效学研究　本药为阿莫西林与克拉维酸钾制成的复方制剂。阿莫西林为广谱抗生素，不耐青霉素酶。克拉维酸钾的抗菌作用很弱，但有强效广谱抑菌作用。阿莫西林主要干扰细胞壁合成，克拉维酸钾与β-内酰胺酶结合，起竞争性抑制作用。本药口服吸收良好。阿莫西林和克拉维酸钾的血浆蛋白结合率均较低。

禁忌人群　对本药或其他青霉素类药物过敏者。

不良反应　主要不良反应为胃肠道反应、过敏反应。

四、呋喃妥因

呋喃妥因临床主要用于治疗敏感菌所致的急性单纯性下尿路感染，预防尿路感染。

药效学研究　为人工合成的硝基呋喃类抗生素，其抗菌活性不受脓液及组织分解产物的影响，在酸性尿中活性较强。

项目十二 缺铁性贫血

 ## 实训目标

知识 目标	掌握	缺铁性贫血的临床表现、诊断和治疗	☆☆☆
	熟悉	病史采集及病例分析的流程	☆☆
	了解	缺铁性贫血的病因和发病机制	☆
素质目标		提升学生正确的临床思维能力	☆
		体会如何与患者沟通,建立良好的医患关系	☆

 ## 实训方法

1. PBL教学:由1名学生模拟标准化病人,其余学生分组进行病史采集和病例讨论。
2. 教师针对学生讨论结果进行讲评、总结。
3. 实训结束后,总结病例讨论内容,书写实训报告。

 ## 实训准备

实训室、标准化病人(提前培训)、笔、记录本。

 ## 标准化病人

钱××,女,25岁。面色苍白、头晕、乏力1年余,加重伴心悸1个月。

患者1年前无明显诱因出现头晕、乏力,家人发现其面色不如从前红润,但能正常上班,近1个月来头晕、乏力加重,伴活动后心悸,曾到外院检查为血红蛋白偏低(具体不详),给予硫酸亚铁口服,因胃部不适仅服用1天,病后进食正常,二便正常,无便血、黑便、尿色异常、鼻衄和齿龈出血。睡眠好,体重无明显变化。既往体健,无胃病史,无药物过敏史。结婚半年,近2年月经量多,近半年表现更明显。

体格检查 体温36.4℃,脉搏104次/分,呼吸18次/分,血压120/70mmHg。一般状态好,贫血貌,皮肤、黏膜无出血点,浅表淋巴结未触及肿大,巩膜无黄染,口唇苍白,舌乳头正常,心、肺无异常,肝、脾不大。

实验室检查 血常规:白细胞$6.5×10^9$/L,中性粒细胞70%,淋巴细胞27%,单核细胞3%,红细胞$3.0×10^{12}$/L,血红蛋白60g/L,平均红细胞体积70fL,平均红细胞血红蛋白量25pg,平均红细胞血红蛋白浓度30%,血小板$260×10^9$/L,网织红细胞1.5%。铁代谢:血清铁45μg/dL。尿常规:尿蛋白(-),镜检(-)。粪便常规:大便潜血(-)。

 实训内容

任务一:病史采集

患者,女,25岁。面色苍白、头晕、乏力1年余,加重伴心慌1个月。

(1)围绕该患者的简要病史进行分组讨论,分析导致患者出现这些症状的原因有哪些。为明确诊断,还需了解患者的哪些信息?

(2)请对该患者进行问诊。问诊要条理性强,能抓住重点,围绕病情询问。问诊过程运用医患沟通的方法和技巧,重视人文关怀。

(3)请将对该患者进行病史采集(问诊)的过程填入下表。

病史采集	满分(15分)	得分
一、问诊内容	13分	
(一)现病史		
1.根据主诉及相关鉴别询问		
(1)发病诱因		
(2)面色苍白		
(3)头晕		
(4)乏力		
(5)心悸		
(6)伴随症状		
2.诊疗经过		
(1)是否曾到过医院就诊,做过哪些检查		
(2)治疗及用药情况		√
3.一般情况		
患病以来精神、饮食、睡眠、大小便及近期体重变化情况		√
(二)相关病史		
1.有无药物过敏史		√
2.与该病有关的其他病史		

项目十二 缺铁性贫血

续表

病史采集	满分(15分)	得分
二、问诊技巧	2分	
1.条理性强,能抓住重点		
2.能围绕病情询问		
注意事项:①主要症状和次要症状的具体情况、特点要详尽。②诊疗经过要根据题目适当扩展。③相关病史要根据简要病史适当扩展	学生得分	

任务二:病例分析

标准化病人病历摘要(见本项目标准化病人)。

(1)围绕该患者的病历进行分组讨论,给出初步诊断,说明诊断依据,进行鉴别诊断。为明确诊断,还需要进一步完善哪些检查?为该患者制订治疗方案。

(2)请将病例分析的结果填入下表。

病例分析	满分(22分)	得分
一、初步诊断(请学生列举主要诊断,次要诊断已给出)	3分	
1.		
2.妇科疾病待查(月经过多)		
二、诊断依据(初步诊断错误,诊断依据不得分)	5分	
1.主要诊断依据		
(1)		
(2)		
(3)		
(4)		
(5)		
2.次要诊断依据(略)		
三、鉴别诊断	4分	
1.		
2.		
3.		
4.		

续表

病例分析	满分 (22分)	得分
四、进一步检查	5分	
1.		
2.		
3.		
4.		
5.		
五、治疗原则	5分	
1.		
2.		
3.		
注意事项	1. 诊断需注意病变的急性、慢性、部位、分级、分度和分期 2. 主要诊断依据包括：①年龄、性别、主诉；②症状的具体情况；③主要阳性体格检查结果；④有临床意义的辅助检查结果；⑤与该病发生有关的病史 3. 次要诊断依据包括：①症状、体征；②辅助检查结果 4. 写出3或4个鉴别诊断 5. 治疗原则填写不用太具体	学生得分

 任务解读

一、病史采集解读

1. 头晕的病史采集要点

病史采集应着重了解头晕的可能诱因，起病的缓急，首发或复发，进展情况等。

（1）可能的诱因：劳累、精神因素、服用药物及外伤。

（2）头晕的特点：发作时间、频率、性质及持续时间，加重或缓解因素。

（3）伴随症状：有无耳鸣、听力减退、视物旋转、站立或步态不稳，有无心悸、发热、出汗、口周及四肢麻木、视力改变等。

（4）与该病有关的其他病史：既往有无类似病史，有无晕车、晕船、中耳炎、高血压病、冠心病、严重肝肾疾病及糖尿病病史。

项目十二 缺铁性贫血

2. 头晕的病因鉴别

(1)伴耳鸣、听力下降,多见于前庭器官疾病、前庭蜗神经疾病及肿瘤等。

(2)伴恶心、呕吐,多见于梅尼埃病、晕动病等。

(3)伴共济失调,多见于小脑、颅后凹和脑干病变等。

(4)伴眼球震颤,多见于脑干病变、梅尼埃病等。

二、病例分析解读

1. 病史分析

病史特点:①青年女性,既往体健,无特殊病史。②无明显诱因出现头晕、乏力、面色苍白。③无鼻出血、头痛、视物模糊,无血尿、黑便等内脏出血的表现。④近2年来月经量多,近半年表现更为明显。

该患者主要症状表现以头晕、乏力、面色苍白等症状为主,近2年来月经量多,近半年表现更为明显,因此考虑病情在进展过程中,可能为月经过多引起的贫血。

2. 体格检查分析

该患者脉搏略快,贫血貌,无出血点,淋巴结不大,余体格检查未见明显异常,可见患者仅有贫血,没有血小板减少引起的出血;无淋巴结肿大,可排除白血病等疾病。因此贫血的诊断基本成立。

3. 辅助检查分析

(1)血常规示红细胞、血红蛋白降低,平均红细胞体积、平均红细胞血红蛋白量、平均红细胞血红蛋白浓度降低,血清铁降低。患者平均红细胞体积小于80fL,平均红细胞血红蛋白浓度小于32%,可见患者为小细胞低色素性贫血,加之患者血清铁降低,考虑缺铁性贫血可能性大。

(2)综合辅助检查特点分析:小细胞低色素贫血、血清铁降低,支持患者缺铁性贫血的诊断。

4. 诊断

(1)缺铁性贫血。

(2)妇科疾病待查(月经过多)。

5. 鉴别诊断

(1)珠蛋白生成障碍性贫血(地中海贫血):患者常有家族史,血片中可见多数靶形红细胞,血红蛋白电泳中可见胎儿血红蛋白或血红蛋白A_2增加。患者的血清铁及转铁蛋白饱和度、骨髓可染铁增多。

(2)慢性病贫血:患者血清铁虽然降低,但总铁结合力不增加或有降低,故转铁蛋白饱和度正常或稍增加;血清铁蛋白常有增高;骨髓中铁粒幼细胞数量减少,巨噬细胞内铁粒及含铁血黄素颗粒明显增多。

此外,本病还应与铁粒幼细胞贫血、巨幼细胞性贫血等鉴别。

6. 治疗原则

(1) 祛除诱因。

(2) 补充铁剂。

(3) 必要时输注浓缩红细胞。

直通医考

1. 缺铁性贫血最常见的病因是（　　）

A. 慢性胃炎　　　　B. 慢性肝炎　　　　C. 慢性溶血

D. 慢性感染　　　　E. 慢性失血

2. 缺铁性贫血的实验室检查结果应是（　　）

A. 血清铁降低、总铁结合力降低、转铁蛋白饱和度降低

B. 血清铁降低、总铁结合力升高、转铁蛋白饱和度降低

C. 血清铁降低、总铁结合力正常、转铁蛋白饱和度降低

D. 血清铁降低、总铁结合力升高、转铁蛋白饱和度正常

E. 血清铁正常、总铁结合力升高、转铁蛋白饱和度降低

3. 诊断缺铁性贫血最可靠的依据是（　　）

A. 血涂片见典型小细胞低色素性红细胞

B. 有慢性失血史

C. 转铁蛋白饱和度降低

D. 血清铁降低

E. 骨髓小粒可染铁消失

4. 缺铁性贫血应用铁剂的停药原则为（　　）

A. 服至血红蛋白及红细胞正常

B. 服至血红蛋白及红细胞正常后1个月

C. 服至血红蛋白正常后3～6个月

D. 服至血清铁正常

E. 服至12个月

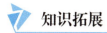

知识拓展

缺铁性贫血患者的饮食

一、缺铁性贫血患者适宜吃的食物

1. 含蛋白质丰富的食物

蛋白质是合成血红蛋白的原料,可通过动物肝脏、瘦肉、蛋、奶及豆制品等优质蛋白质食物进行补充,以每日 80 克左右为宜。

2. 含铁丰富的食物

含铁丰富的食物有动物肝脏、肾、舌、鸭肫、乌贼、海蜇、虾米、蛋黄等动物性食物,以及芝麻、海带、黑木耳、紫菜、发菜、香菇、黄豆、黑豆等植物性食物。

3. 含维生素丰富的食物

贫血的患者应在膳食中增加维生素的摄入,特别是维生素 B 族和维生素 C 对防治贫血有很好的效果。

二、缺铁性贫血患者不宜吃的食物

1. 忌饮茶

因茶中鞣酸可阻止铁的吸收,所以缺铁性贫血患者忌饮茶,尤其忌饮浓茶。

2. 忌过量摄入脂肪

缺铁性贫血患者应适量摄入脂肪,但脂肪不可摄入过多,每日以 50 克左右为宜,否则会使消化吸收功能降低,抑制造血功能。

3. 忌不良的饮食习惯

缺铁性贫血患者应纠正不良的饮食习惯,如偏食、素食等。

项目十三 急性白血病

 实训目标

知识目标	掌握	白血病的临床表现、诊断和治疗	☆☆☆
	熟悉	病史采集及病例分析的流程	☆☆
	了解	白血病的病因和发病机制	☆
素质目标		提升学生正确的临床思维能力	☆
		体会如何与患者沟通,建立良好的医患关系	☆

 实训方法

1. PBL 教学:由 1 名学生模拟标准化病人,其余学生分组进行病史采集和病例讨论。
2. 教师针对学生讨论结果进行讲评、总结。
3. 实训结束后,总结病例讨论内容,书写实训报告。

 实训准备

实训室、标准化病人(提前培训)、骨髓化验结果、笔、记录本。

 标准化病人

范××,男,35 岁。发热伴皮肤出血点 1 周。

患者 1 周前无明显诱因出现发热,体温 38℃,伴全身酸痛、乏力、轻度咳嗽、无痰,牙龈出血,刷牙时明显,二便正常,曾在当地医院化验检查,发现异常(具体不详),自服感冒药治疗无效。现病情加重。患者自发病以来进食减少,睡眠差,体重无明显变化。既往体健,无药物过敏史。

体格检查 体温 38.4℃,脉搏 96 次/分,呼吸 20 次/分,血压 120/80mmHg。贫血貌,前胸和下肢皮肤有数枚出血点,口唇苍白,浅表淋巴结不大,巩膜无黄染。咽充血(+),扁桃体正常,无甲状腺肿大。胸骨有压痛,双肺叩诊呈清音,右下肺少许湿啰音。心率 96 次/分,律齐。腹平软,肝、脾肋下未触及。下肢无水肿。

项目十三　急性白血病

实验室检查　血常规：白细胞 $5.4\times 10^{12}/L$，血红蛋白 $82g/L$，网织红细胞 0.5%，血小板 $29\times 10^9/L$，原幼细胞 20%。尿常规（-）。粪便常规（-）。

 实训内容

任务一：病史采集

患者，男，35岁。发热伴皮肤出血点1周。

（1）围绕该患者的简要病史进行分组讨论，分析导致患者出现这些症状的原因有哪些。为明确诊断，还需了解患者的哪些信息？

（2）请对该患者进行问诊。问诊要条理性强，能抓住重点，围绕病情询问。问诊过程运用医患沟通的方法和技巧，重视人文关怀。

（3）请将对该患者进行病史采集（问诊）的过程填入下表。

病史采集	满分 （15分）	得分
一、问诊内容	13分	
（一）现病史		
1. 根据主诉及相关鉴别询问		
（1）发病诱因		
（2）发热		
（3）出血		
（4）伴随症状		
2. 诊疗经过		
（1）是否曾到过医院就诊，做过哪些检查		
（2）治疗及用药情况		√
3. 一般情况		
患病以来精神、饮食、睡眠、大小便及近期体重变化情况		√
（二）相关病史		
1. 有无药物过敏史		√
2. 有无出血反复发作史		√
3. 与该病有关的其他病史		
二、问诊技巧	2分	
1. 条理性强，能抓住重点		
2. 能围绕病情询问		

续表

病史采集	满分（15分）	得分
注意事项：①主要症状和次要症状的具体情况、特点要详尽。②诊疗经过要根据题目适当扩展。③相关病史要根据简要病史适当扩展	学生得分	

任务二：病例分析

标准化病人病历摘要（见本项目标准化病人）。

（1）围绕该患者的病历进行分组讨论，给出初步诊断，说明诊断依据，进行鉴别诊断。为明确诊断，还需要进一步完善哪些检查？为该患者制订治疗方案。

（2）请将病例分析的结果填入下表。

病例分析	满分（22分）	得分
一、初步诊断（请学生列举主要诊断，次要诊断已给出）	3分	
1.		
2.肺部感染		
二、诊断依据（初步诊断错误，诊断依据不得分）	5分	
1.主要诊断依据		
（1）		
（2）		
（3）		
（4）		
2.次要诊断依据（略）		
三、鉴别诊断	4分	
1.		
2.		
3.		
4.		
四、进一步检查	5分	
1.		
2.		
3.		

续表

病例分析	满分(22分)	得分
4.		
5.		
五、治疗原则	5分	
1.		
2.		
3.		
注意事项	1.诊断需注意病变的急性、慢性、部位、分级、分度和分期 2.主要诊断依据包括：①年龄、性别、主诉；②症状的具体情况；③主要阳性体征的检查结果；④有临床意义的辅助检查结果；⑤与该病发生有关的病史 3.次要诊断依据包括：①症状、体征；②辅助检查结果 4.写出3或4个鉴别诊断 5.治疗原则填写不用太具体	学生得分

  任务解读

一、病史采集解读

1. 皮肤黏膜出血的病史采集要点

病史采集应着重了解皮肤黏膜出血的可能诱因，起病的缓急，首发或复发，进展情况等。

（1）可能的诱因：接触放射线或含苯有机溶剂、服用药物、感染、外伤。

（2）皮肤黏膜出血的特点：皮肤出血点及瘀斑的部位、颜色、数量、大小、变化情况及起病缓急，是否高出皮面，有无瘙痒、疼痛，加重或缓解因素。

（3）伴随症状：有无便血或黑便、血尿、鼻出血、牙龈出血、月经量增多，有无头晕、乏力、面色苍白，有无发热，有无肝、脾及淋巴结肿大，有无骨骼关节疼痛。

（4）与该病有关的其他病史：既往有无类似病史，有无肝肾疾病、出血性疾病、肿瘤病史，有无输血史，有无相关疾病家族史。此外，还应了解生活、工作环境情况。

2. 皮肤黏膜出血的病因鉴别

（1）四肢对称性紫癜伴有关节痛及腹痛、血尿者，多见于过敏性紫癜。

（2）紫癜伴有广泛性出血，如鼻出血、牙龈出血、血尿、黑便等，多见于血小板减少性紫癜、弥散性血管内凝血。

(3)紫癜伴有黄疸,多见于肝脏疾病。

(4)自幼有轻伤后出血不止,且有关节肿痛或畸形者,多见于血友病。

二、病例分析解读

1. 病史分析

病史特点:①青年男性,既往体健。②有发热、全身酸痛、胸骨压痛、出血的症状。③无淋巴结肿大。④给予一般感冒药治疗无效。

该患者以发热、皮肤出血等症状为主,伴全身酸痛、乏力、轻度咳嗽提示可能存在肺部感染,但感染及出血原因仍需要体格及辅助检查进一步证实。

2. 体格检查分析

患者牙龈出血、前胸和下肢皮肤有少许出血点,提示可能存在血小板减少等情况。胸骨有压痛,强烈提示白血病(胸骨有压痛是白血病特征性表现之一)。右下肺少许湿啰音,提示肺部感染。

3. 辅助检查分析

(1)血常规示血红蛋白、血小板降低,原幼细胞为20%,其中骨髓原始细胞大于20%是急性白血病的诊断标准。

(2)综合辅助检查特点分析:血红蛋白、血小板降低,原始细胞增多,支持患者急性白血病的诊断。

4. 诊断

(1)白血病(M_3)。

(2)肺部感染。

5. 鉴别诊断

(1)骨髓增生异常综合征:外周血中有原始细胞和幼稚细胞,全血细胞减少和染色体异常,易与白血病混淆,但骨髓原始细胞小于20%。

(2)某些感染引起的白细胞异常,如传染性单核细胞增多症,为感染性抗原所引起的血淋巴细胞增多反应,如咽炎(咽型)、淋巴结肿大(腺体型)或腹泻(伤寒型)。腺体型需与白血病、淋巴瘤鉴别,其特点为循环中50%以上的白细胞为淋巴细胞,多于10%的细胞具有反应性淋巴细胞的形态。

(3)巨幼细胞贫血:骨髓中原始细胞不增多,幼红细胞过碘酸希夫反应(PAS反应)常为阴性,予以叶酸、维生素 B_{12} 治疗有效。

项目十三 急性白血病

6.治疗

(1)成分输血,加强营养。

(2)抗生素控制感染。

(3)化疗:首选多巴胺(DA)方案。

直通医考

1. Auer 小体不见于( )

A. M_1 型白血病 B. M_2 型白血病 C. M_3 型白血病

D. 急性淋巴细胞白血病 E. 急性单核细胞白血病

2.患者,女,32岁,发热伴牙龈出血2周。查体:贫血貌,脾肋下3cm,胸骨压痛(+),血常规:血红蛋白70g/L,白细胞$14×10^9$/L,血小板$35×10^9$/L,骨髓增生明显活跃,骨髓象原始细胞占65%。为进一步诊断,应首选的检查是( )

A. 染色体核型分析 B. 细胞化学染色 C. 血清铁测定

D. 血细菌培养 E. 抗血小板抗体检测

3.患者,男,45岁,发热伴鼻出血1周。查体:牙龈肿胀,肝、脾轻度肿大;血红蛋白40g/L,白细胞$6.0×10^9$/L,血小板$15×10^9$/L,骨髓象原始细胞占60%,过氧化酶染色阳性,非特异性酯酶阳性,阳性反应可被氟化钠抑制,应诊断为( )

A. 急性粒细胞性白血病 B. 急性早幼粒细胞白血病

C. 急性淋巴细胞性白血病 D. 急性红白血病

E. 急性单核细胞性白血病

医者榜样

王振义:胸膺填壮志 荣华视流水

我国著名的血液学专家、中国工程院院士王振义家的客厅里,挂着一幅油画——《清贫的牡丹》。"既要有不断攀高的雄心,又要有正确对待荣誉和自我约束的要求。"王振义对画的解读,恰如他为学、为医、为师的人生观和价值观。他说:"我相信做人最本质的东西是:胸膺填壮志,荣华视流水。"

1986年,他采用全反式维甲酸,在临床上首次成功将急性早幼粒细胞白血病的恶性肿瘤细胞"诱导改造"为良性细胞,轰动医学界。

成功的背后,是王振义在物资短缺、科研条件落后时期的坚持不懈,是无数次走进死胡同、一次次挫败打击下的永不放弃;是在13-顺维甲酸求而不得,反其道而行之,选用全反式维甲酸的大胆创新、谨慎求证;是在5岁患儿生命垂危时,顶住压力奋力一搏的医者担当。

盛誉面前,王振义自省"这辈子看好了一种病,是欣慰也是遗憾";成功之后,他不停步,继续在诊疗、科研、教学方面踏实前行。

他力荐学生陈竺、陈赛娟赴法留学,之后与其创造性地优化治疗方案,让急性早幼粒细胞白血病成为首个用内科疗法可以治愈的白血病;他严谨求实,不足两万字的硕士论文,为学生陈国强先后修改10遍;他慧眼识才,甘为人梯,缔造了"一门四院士"的佳话。

——节选自国家卫生健康委员会官网,网址:http://www.nhc.gov.cn/xcs/ghgmy/201909/02c0d7a3b31347e8a24864a0f367172e.shtml

项目十四 甲状腺功能亢进症

 实训目标

知识目标	掌握	甲状腺功能亢进症的临床表现、诊断和治疗	☆☆☆
	熟悉	病史采集及病例分析的流程	☆☆
	了解	甲状腺功能亢进症的病因和发病机制	☆
素质目标		提升学生正确的临床思维能力	☆
		体会如何与患者沟通,建立良好的医患关系	☆

 实训方法

1. PBL教学:由1名学生模拟标准化病人,练习问诊查体内容,展开病例讨论。
2. 教师针对学生讨论结果进行讲评、总结。
3. 实训结束后,总结病例讨论内容,书写实训报告。

 实训准备

实训室、标准化病人(提前培训)、笔、记录本。

 标准化病人

李××,女,32岁,怕热、多汗、心悸及明显消瘦4个月。

患者4个月前无明显诱因出现怕热、多汗、心悸及明显消瘦,伴易饥、多食,每日大便2或3次,无口干,多饮,多尿,脾气暴躁,无发热,呼吸困难。发病以来精神、食欲好,睡眠较差,小便正常,体重下降5千克。既往体健,无高血压、肝病和心脏病病史,无烟酒嗜好,月经正常,未婚、未育。

体格检查 体温36.8℃,脉搏110次/分,呼吸18次/分,血压120/70mmHg。浅表淋巴结未触及肿大。眼裂增宽,睑结膜无苍白,眼球无突出,甲状腺Ⅱ度弥漫性肿大,质软,未触及结节,双上极可闻及血管杂音。双肺未闻及干、湿啰音。心界不大,心率110次/分,律齐,各瓣膜听诊区未闻及杂音。腹软,无压痛,肝、脾肋下未触及,双下肢无水肿。双手平举有细微震颤。

实验室检查 血常规：血红蛋白 125g/L，红细胞 4.3×10^{12}/L，白细胞 3.4×10^9/L，中性粒细胞绝对值 1.5×10^9/L，血小板 200×10^9/L。肝功能正常。甲状腺功能：T_3、T_4 升高，FT_3、FT_4 升高，TSH 降低。

 实训内容

任务一：病史采集

患者，女，32 岁。怕热、多汗、心慌及明显消瘦 4 个月。

（1）围绕该患者的简要病史进行分组讨论，分析导致患者出现这些症状的原因有哪些。为明确诊断，还需了解患者的哪些信息？

（2）请对该患者进行问诊。问诊要条理性强，能抓住重点，围绕病情询问。问诊过程运用医患沟通的方法和技巧，重视人文关怀。

（3）请将对该患者进行病史采集（问诊）的过程填入下表中。

病史采集	满分（15分）	得分
一、问诊内容	13 分	
（一）现病史		
1. 根据主诉及相关鉴别询问		
（1）发病诱因		
（2）怕热		
（3）多汗		
（4）心慌		
（5）消瘦		
（6）伴随症状		
2. 诊疗经过		
（1）是否曾到过医院就诊，做过哪些检查		
（2）治疗及用药情况		√
3. 一般情况		
患病以来精神、饮食、睡眠、大小便及近期体重变化情况		√
（二）相关病史		
1. 有无药物过敏史		√
2. 与该病有关的其他病史		

续表

病史采集	满分(15分)	得分
二、问诊技巧	2分	
1.条理性强,能抓住重点		
2.能围绕病情询问		
注意事项:①主要症状和次要症状的具体情况、特点要详尽。②诊疗经过要根据题目适当扩展。③相关病史要根据简要病史适当扩展	学生得分	

任务二:病例分析

标准化病人病历摘要(见本项目标准化病人)。

(1)围绕该患者的病历进行分组讨论,给出初步诊断,说明诊断依据,进行鉴别诊断,为明确诊断,还需要进一步完善哪些检查,最后针对该患者制订治疗方案。

(2)请将病例分析的结果填入下表。

病例分析	满分(22分)	得分
一、初步诊断(请学生列举主要诊断,次要诊断已给出)	4分	
1.		
2.白细胞减少症		
二、诊断依据(初步诊断错误,诊断依据不得分)	5分	
1.主要诊断依据		
(1)		
(2)		
(3)		
(4)		
(5)		
2.次要诊断依据(略)		
三、鉴别诊断	4分	
1.		
2.		
3.		
四、进一步检查	4分	

续表

病例分析	满分 (22分)	得分
1.		
2.		
3.		
五、治疗原则	5分	
1.		
2.		
3.		
4.		
注意事项	1.诊断需注意病变的急性、慢性、部位、分级、分度和分期 2.主要诊断依据包括：①年龄、性别、主诉；②症状的具体情况；③主要阳性体征的检查结果；④有临床意义的辅助检查结果；⑤与该病发生有关的病史 3.次要诊断依据包括：①症状、体征；②辅助检查结果 4.写出3或4个鉴别诊断 5.治疗原则填写不用太具体	学生得分	

任务解读

一、病史采集解读

1. 消瘦的病史采集要点

（1）可能的诱因：精神紧张、劳累、用药（如减肥药、甲状腺激素等）、饮食不规律。

（2）消瘦的特点：年龄与性别，体重下降的时间、程度、速度，食欲的变化（亢进、正常、减退），体重与之前相比增加（或减少）的量。

（3）伴随症状：是否伴发热，有无怕热、多汗、心悸、手抖，有无颈部变粗，有无脾气暴躁、易怒，有无口干、多饮、多尿及腹泻。

（4）相关病史：既往有无类似病史，有无慢性胃肠炎、肝胆胰系统疾病，有无结核、肿瘤等慢性消耗性疾病，有无家族史，此外女性患者还需了解月经史、婚育史。

2. 消瘦的病因鉴别

（1）消瘦伴有多尿、多饮、多食，尿糖阳性，多为糖尿病。通过血糖测定、糖化血红蛋白测定、胰岛β细胞功能检查可进行鉴别。

（2）消瘦伴头痛、失眠、记忆力减退，或心悸、胸闷、恐怖感等，且症状的出现与变化多与精神因素有关，可能是神经官能症。

（3）伴有高代谢与交感神经兴奋症候群的表现，体征呈弥漫性、对称性甲状腺肿和突眼征，提示为甲状腺功能亢进症。

二、病例分析解读

1. 病史分析

（1）病史特点：①青年女性，32岁，4个月前无明显诱因出现怕热、多汗、心慌、明显消瘦。②有急躁、易饥、睡眠差、大便次数增多等表现。

（2）患者为青年女性，无明显诱因发病，考虑怕热、多汗、心慌、明显消瘦的原因为甲状腺功能亢进症。弥漫性毒性甲状腺肿常表现为怕热，皮肤、手掌、面、颈、腋下皮肤红润多汗。患者常有心动过速、心悸、食欲亢进，但体重下降、疲乏无力。神经系统表现为易激动，神经过敏，舌向前伸出和双手平举时有细震颤，多言多动、失眠紧张、思想不集中、焦虑烦躁、多猜疑等。多数患者以甲状腺肿大为主诉，呈弥漫性对称性肿大，质软，吞咽时上下移动。由于甲状腺的血流量增多，故在上、下叶外侧可闻及血管杂音并扪及震颤。且本病有突眼征。

2. 体格检查分析

该患者心率增快，甲状腺Ⅱ度弥漫性肿大，双上极可闻及血管杂音，双手细微震颤，强烈提示弥漫性毒性甲状腺肿（Graves病），其中甲状腺弥漫性肿大是其特征性表现之一。

3. 辅助检查分析

（1）患者的实验室检查 FT_3、FT_4、T_3、T_4 升高，TSH 降低；白细胞总数降低。

（2）综合辅助检查特点分析：T_3、T_4 增高，TSH 降低，白细胞降低，提示患者弥漫性毒性甲状腺肿，可进一步行甲状腺超声、甲状腺自身抗体检测，明确诊断

4. 诊断

（1）弥漫性毒性甲状腺肿。

（2）白细胞减少症。

5. 鉴别诊断

（1）单纯性甲状腺肿：往往无甲状腺功能亢进（简称甲亢）症状，甲状腺摄碘率可增高，但高峰不前移；血清 FT3、FT4 和 TSH 正常；TSAb、TGAb 和 TPOAb 等甲状腺特异性抗体为阴性。

（2）糖尿病：可有口干、多饮、多尿、多食和消瘦，无甲状腺激素增高引起的高代谢表

现、突眼和甲状腺肿大,血糖增高而甲状腺功能正常有助于鉴别,但应注意排除甲亢引起的继发性糖尿病和糖耐量异常。

(3)嗜铬细胞瘤:同甲亢相似,有高代谢表现、心动过速、手抖和多汗等症状。但嗜铬细胞瘤患者无甲状腺肿大,甲状腺功能正常,常有高血压,尤其是发作性高血压;血、尿儿茶酚胺及其代谢物升高,肾上腺影像检查异常等均有助于鉴别诊断。

(4)其他疾病:本病还需同结核病、桥本甲状腺炎、恶性肿瘤等疾病相鉴别。

6. 治疗原则

(1)低碘饮食,注意休息,加强营养。

(2)抗甲状腺药物治疗:首选甲巯咪唑或丙硫氧嘧啶。

(3)应用β受体阻滞剂。

(4)升白细胞治疗。

直通医考

1. 甲亢时最具有诊断意义的体征是(　　)

A. 心率加快,第一心音亢进　　B. 弥漫性甲状腺肿伴血管杂音

C. 突眼　　D. 脉压大

E. 心脏增大

2. 患者,男,37岁。甲亢病史5年,早晨起床时发现四肢不能活动。查体:甲状腺Ⅱ度肿大,双下肢腱反射减退,无感觉障碍及肌萎缩,血钾 2.5mmol/L,尿钾 7.0mmol/24h,可诊断为(　　)

A. 原发性醛固酮增多症　　B. 重症肌无力

C. 甲亢伴周期性瘫痪　　D. 感染性多发性神经炎

E. 神经垂体瘤

3. 下列不属甲亢临床表现的是(　　)

A. 突眼　　B. 窦性心动过速

C. 怕热多汗　　D. 腹泻

E. 月经过多

4. 抗甲状腺药物主要的不良反应是(　　)

A. 中毒性肝炎　　B. 皮疹

C. 粒细胞减少症　　D. 胃肠道反应

E. 牙龈肿痛

项目十五 糖尿病

 实训目标

知识目标	掌握	糖尿病的临床表现、诊断和治疗	☆☆☆
	熟悉	病史采集及病例分析的流程	☆☆
	了解	糖尿病的病因和发病机制	☆
素质目标		提升学生正确的临床思维能力	☆
		体会如何与患者沟通,建立良好的医患关系	☆

 实训方法

1. PBL 教学:由 1 名学生模拟标准化病人,其余学生分组进行病史采集和逐步展开病例讨论。

2. 教师针对学生讨论结果进行讲评、总结。

3. 实训结束后,总结病例讨论内容,书写实训报告。

 实训准备

实训室、标准化病人(提前培训)、笔、记录本。

 标准化病人

孔××,男,53 岁。烦渴多饮、多尿、消瘦 6 个月。

患者 6 个月前无诱因出现烦渴、多饮、多尿,日饮水量约 4000mL,喜流食,日尿量约 3500mL,夜尿 3 次左右,感疲乏。无明显易饥、多食,无烦躁易怒、怕热多汗,未予重视。发病以来,睡眠、大便正常,体重下降 3 千克。既往体健,有糖尿病家族史,无高血压、冠心病病史,无烟酒嗜好。

体格检查 体温 36℃,脉搏 72 次/分,呼吸 18 次/分,血压 130/80mmHg。身高 163cm,体重 76 千克。双肺未闻及干、湿啰音。心界不大,心率 72 次/分,律齐,各瓣膜区未闻及杂音。腹平软,无压痛,肝、脾肋下未触及,移动性浊音(-)。脊柱、四肢无异常,生理反射存在,病理反射未引出。

实验室检查 血常规:白细胞 $5.5 \times 10^9/L$,血红蛋白 $130g/L$,血小板 $120 \times 10^9/L$。随机血糖 15mmol/L。肝功能、肾功能、血清电解质和二氧化碳结合力均正常。尿常规:尿糖(++),尿酮体(-),尿蛋白(-)。

 实训内容

任务一:病史采集

患者,男,53 岁。烦渴多饮、多尿、消瘦 6 个月。

(1)围绕该患者的简要病史进行分组讨论,分析导致患者出现这些症状的原因有哪些。为明确诊断,还需了解患者的哪些信息?

(2)请对该患者进行问诊。问诊要条理性强,能抓住重点,围绕病情询问。问诊过程运用医患沟通的方法和技巧,重视人文关怀。

(3)请将对该患者进行病史采集(问诊)的过程填入下表。

病史采集	满分(15分)	得分
一、问诊内容	13 分	
(一)现病史		
1. 根据主诉及相关鉴别询问		
(1)发病诱因		
(2)烦渴多饮		
(3)多尿		
(4)消瘦		
(5)伴随症状		
2. 诊疗经过		
(1)是否曾到过医院就诊,做过哪些检查		
(2)治疗及用药情况		√
3. 一般情况		
患病以来精神、饮食、睡眠、大小便及近期体重变化情况		√
(二)相关病史		
1. 有无药物过敏史		√
2. 与该病有关的其他病史		
二、问诊技巧	2 分	

续表

病史采集	满分(15分)	得分
1.条理性强,能抓住重点		
2.能围绕病情询问		
注意事项:①主要症状和次要症状的具体情况、特点要详尽。②诊疗经过要根据题目适当扩展。③相关病史要根据简要病史适当扩展	学生得分	

任务二:病例分析

标准化病人病历摘要(见本项目标准化病人)。

(1)围绕该患者的病历进行分组讨论,给出初步诊断,说明诊断依据,进行鉴别诊断。为明确诊断,还需要进一步完善哪些检查?为该患者制订治疗方案。

(2)请将病例分析的结果填入下表。

病例分析	满分(22分)	得分
一、初步诊断	3分	
二、诊断依据(初步诊断错误,诊断依据不得分)	5分	
1.		
2.		
3.		
4.		
5.		
三、鉴别诊断	4分	
1.		
2.		
3.		
四、进一步检查	5分	
1.		
2.		
3.		
4.		
五、治疗原则	5分	

续表

病例分析	满分 （22分）	得分
1.		
2.		
3.		
4.		
5.		
注意事项：1.诊断不要忘记病变的急性、慢性、部位、分级、分度和分期 2.主要诊断依据包括：①年龄、性别、主诉；②症状的具体情况；③主要阳性体征的检查结果；④有临床意义的辅助检查结果；⑤与该病发生有关的病史 3.次要诊断依据包括：①症状、体征；②辅助检查结果 4.写出3或4个鉴别诊断 5.治疗原则填写不用太具体	学生得分	

任务解读

一、病史采集解读

1. 病史采集要点

病史采集应着重了解多尿的可能诱因、起病方式、症状特点、伴随症状和相关病史。

（1）可能的诱因：使用利尿药、劳累和精神紧张。

（2）多尿的特点：起病的缓急，开始出现多尿的时间、排尿次数、单日尿量及饮水量，夜尿次数，夜间尿量和日尿量的差别，尿的性状和颜色。

（3）伴随症状：有无烦渴多饮、易饥多食、消瘦，有无情绪波动，有无骨痛、肌肉麻痹，有无神经症状。

（4）相关病史：既往有无类似病史，有无结核、消化系统疾病及肿瘤病史，有无高血压、糖尿病病史。

2. 多尿的病因鉴别

（1）伴烦渴多饮、低比重尿，提示尿崩症。伴头痛、呕吐、视野缺损，持续性多尿，每日可超过 5~10L，夜尿亦增多，提示为中枢性尿崩症。

（2）伴多饮、多食和消瘦，提示糖尿病。

（3）伴神经症状，随情绪波动，夜尿不显著，呈间歇性，提示为精神性烦渴多饮综合征。

(4)伴高血压、低血钾和周期性瘫痪,提示原发性醛固酮增多症。

(5)伴酸中毒、骨痛和肌麻痹,提示肾小管性酸中毒。

二、病例分析解读

1. 病史分析

病史特点:①中年男性,有烦渴多饮、多尿、夜尿增多、消瘦的症状。②有糖尿病家族史。

多尿、烦渴多饮、消瘦的原因考虑为糖尿病。1 型糖尿病与自身免疫有关,多见于青少年,起病急,症状较明显,未及时治疗可并发糖尿病酮症酸中毒,胰岛 β 细胞自身抗体检查呈阳性。2 型糖尿病可发生在任何年龄,常在 40 岁以后发病,起病隐匿,症状相对较轻,半数以上无任何症状,很少并发糖尿病酮症酸中毒,但与肥胖症、血脂异常、高血压等疾病常同时或先后发生。该患者起病年龄较晚,病史中无自发性酮症倾向,有糖尿病家族史,首先考虑 2 型糖尿病,排除 1 型糖尿病。

2. 体格检查分析

该患者腹部无异常体征,无压痛,移动性浊音(−),四肢无异常水肿,排除肾脏疾病。生理反射存在,病理反射未引出,提示无神经系统疾病。无弥漫性、对称性甲状腺肿,排除甲状腺功能亢进症。结合患者"三多一少"的症状和肥胖体征,提示 2 型糖尿病。

3. 辅助检查分析

该患者的实验室检查结果,尤其是随机血糖为 15mmol/L,尿糖(++),尿酮体(−),尿蛋白(−)且有症状表现,故糖尿病诊断成立。为明确诊断和判断病情,还需进一步完善空腹血糖、餐后 2 小时血糖、胰岛素释放试验、糖化血红蛋白测定及心电图检查等。

4. 诊断

2 型糖尿病。

5. 鉴别诊断

(1)1 型糖尿病:多见于青少年儿童,"三多一少"的症状更加突出,胰岛素分泌曲线始终低平。该型患者胰岛素分泌量绝对下降,治疗上必须使用胰岛素。通过胰岛功能检查和胰岛细胞自身抗体检测有助于诊断。

(2)肾性糖尿病:因肾糖阈降低所致,虽然尿糖是阳性,但是血糖、葡萄糖耐量试验以及糖化血红蛋白都正常,由此可以与糖尿病进行鉴别。

(3)尿崩症:以儿童和青壮年多见,该病起病急,有突然出现的烦渴多饮,一日饮水可达 4~20L,多尿症状明显,一日尿量可达 6~15L,同时夜尿明显增多,尿量可达 4~10L。

实验室检查尿比重小于1.006,低比重尿且尿糖阴性,可与糖尿病相鉴别。

6. 治疗

(1)糖尿病健康教育。

(2)医学营养治疗。

(3)体育锻炼。

(4)病情监测。

(5)药物治疗:①促胰岛素分泌剂(如磺脲类、格列奈类);②双胍类;③格列酮类;④α-葡萄糖苷酶抑制剂;⑤DPP-Ⅳ抑制剂。

直通医考

1. 糖尿病是一组病因不明的内分泌代谢疾病,其主要标志是(　　)

   A. 多饮、多尿、多食　　　B. 乏力　　　C. 消瘦

   D. 高血糖　　　　　　　E. 尿糖阳性

2. 糖尿病性血管病变最具有特征性的表现是(　　)

   A. 合并高血压　　　B. 常伴冠状动脉粥样硬化　　　C. 微血管病变

   D. 周围动脉硬化-下肢坏疽　　E. 脑血管病变

3. 临床诊断糖尿病应进行的检查是(　　)

   A. 尿糖　　　　　　B. 空腹血糖　　　　C. 糖化血红蛋白

   D. 口服糖耐量试验　　E. 空腹胰岛素测定

4. 判断糖尿病控制程度较好的指标是(　　)

   A. 空腹血糖　　　　B. 饭后血糖　　　　C. 糖化血红蛋白

   D. 空腹血浆胰岛素含量　　E. 口服葡萄糖耐量试验(OGTT)

医者榜样

中国在世界上首次人工合成结晶牛胰岛素

1965年9月17日,中国在世界上首次人工合成结晶牛胰岛素,为人类揭开生命奥秘、解决医学难题迈出了重要一步,成为中国攀登世界科技高峰征程上的一座里程碑。

1965年9月17日清晨,中国科学院上海生物化学研究所的实验室里,一群人在焦急地等待着,所有目光都注视着生化所研究员杜雨苍手中的试管。他小心翼翼地操作着,终于,透过显微镜,试管里出现了六面体结晶,它们晶莹透明,闪闪发光。而这些小小的晶体,就是大名鼎鼎的人工合成牛胰岛素。

尽管胰岛素是一种只有51个氨基酸的小分子蛋白质,但在20世纪50年代,世界上还没有哪个国家成功地人工合成出蛋白质。著名学术期刊《自然》杂志预言:"合成胰岛素将是遥远的事情。"但中国的科学家们不相信,他们有一个必须实现的目标——搞出中国的胰岛素!

没有任何蛋白质合成方面的经验,这是摆在中国科学家面前一道真真正正"从0到1"的考题,然而就是在这种情况下,经过6年9个月的不懈努力,"1"的突破得以实现。

当研究人员将人工合成胰岛素注射到小白鼠身上时,小白鼠跳了起来——这是动物体内胰岛素过量时出现的惊厥反应,证明人工合成的胰岛素具备与天然胰岛素相似的生物活性,人工合成牛胰岛素研制成功。

这一原创性工作,为人类揭开生命奥秘、解决医学难题迈出了重要一步,成为中国攀登世界科技高峰征程上的一座里程碑。

——节选自央广网官网,网址:http://news.cnr.cn/dj/20210917/t20210917_525604299.shtml

项目十六 类风湿性关节炎

 实训目标

知识目标	掌握	类风湿性关节炎的临床表现、诊断和治疗	☆☆☆
	熟悉	病史采集及病例分析的流程	☆☆
	了解	类风湿性关节炎的病因和发病机制	☆
素质目标		提升学生正确的临床思维能力	☆
		体会如何与患者沟通,建立良好的医患关系	☆

 实训方法

1. PBL教学:由1名学生模拟标准化病人,其余学生分组进行病史采集和病例讨论。
2. 教师针对学生讨论结果进行讲评、总结。
3. 实训结束后,总结病例讨论内容,书写实训报告。

 实训准备

实训室、标准化病人(提前培训)、笔、记录本。

 标准化病人

李××,女,45岁。双手、双膝关节肿痛3个月。

患者3个月前无明显原因出现双手、双膝关节肿胀、疼痛。以双手指关节为主,伴有明显晨僵,时间大于1小时。2个月前曾因乏力、关节痛到医院检查,诊断为"关节炎,贫血"(具体不详),未予治疗。发病以来无发热、皮疹,偶有口腔溃疡,无光过敏,无口干、眼干,大、小便及睡眠均正常。既往体健,无胃病、痔疮、银屑病病史,外伤史,无遗传病家族史。

体格检查 体温36℃,脉搏96次/分,呼吸19次/分,血压120/70mmHg。轻度贫血貌,皮肤未见出血点和皮疹,浅表淋巴结未触及肿大。睑结膜略苍白,巩膜无黄染,甲状腺无肿大。双肺未闻及干、湿啰音。心界不大,心率96次/分,律齐,未闻及杂音。腹平

项目十六 类风湿性关节炎

软,无压痛,肝、脾肋下未触及,移动性浊音(-),双下肢无水肿。左腕关节肿胀,压痛(+);双手第2、3掌指关节肿胀,压痛(+);双膝关节轻度肿胀,浮髌试验(-),其余关节正常。

实验室检查 血常规:血红蛋白80g/L,白细胞7.5×10^9/L,血小板345×10^9/L。类风湿因子110kU/L(正常值0~20kU/L),抗环瓜氨酸肽抗体58RU/mL(正常值0~5RU/mL),抗核抗体1∶20(正常值<1∶40)。尿常规(-)。

实训内容

任务一:病史采集

患者,女,45岁。双手、双膝关节肿痛3个月。

(1)围绕该患者的简要病史进行分组讨论,分析导致患者出现这些症状的原因有哪些。为明确诊断,还需了解患者的哪些信息?

(2)请对该患者进行问诊。问诊要条理性强,能抓住重点,围绕病情询问。问诊过程运用医患沟通的方法和技巧,重视人文关怀。

(3)请将对该患者进行病史采集(问诊)的过程填入下表。

病史采集	满分(15分)	得分
一、问诊内容	13分	
(一)现病史		
1.根据主诉及相关鉴别询问		
(1)发病诱因		
(2)关节肿痛		
(3)伴随症状		
2.诊疗经过		
(1)是否曾到过医院就诊,做过哪些检查		
(2)治疗及用药情况		√
3.一般情况		
患病以来精神、饮食、睡眠、大小便及近期体重变化情况		√
(二)相关病史		
1.有无药物过敏史		√
2.与该病有关的其他病史		
二、问诊技巧	2分	

续表

病史采集	满分 (15分)	得分
1.条理性强,能抓住重点		
2.能围绕病情询问		
注意事项:①主要症状和次要症状的具体情况、特点要详尽。②诊疗经过要根据题目适当扩展。③相关病史要根据简要病史适当扩展	学生得分	

任务二:病例分析

标准化病人病历摘要(见本项目标准化病人)。

(1)围绕该患者的病历进行分组讨论,给出初步诊断,说明诊断依据,进行鉴别诊断。为明确诊断,还需要进一步完善哪些检查?为该患者制订治疗方案。

(2)请将病例分析的结果填入下表。

病例分析	满分 (22分)	得分
一、初步诊断	3分	
二、诊断依据(初步诊断错误,诊断依据不得分)	5分	
1.		
2.		
3.		
4.		
5.		
三、鉴别诊断	4分	
1.		
2.		
3.		
4.		
四、进一步检查	5分	
1.		
2.		
3.		
五、治疗原则	5分	

项目十六　类风湿性关节炎

续表

病例分析	满分 (22分)	得分
1.		
2.		
3.		
4.		
注意事项	1.诊断需注意病变的急性、慢性、部位、分级、分度和分期 2.主要诊断依据包括：①年龄、性别、主诉；②症状的具体情况；③主要阳性体征的检查结果；④有临床意义的辅助检查结果；⑤与该病发生有关的病史 3.次要诊断依据包括：①症状、体征；②辅助检查结果 4.写出3或4个鉴别诊断 5.治疗原则填写不用太具体	学生得分

任务解读

一、病史采集解读

1. 关节痛的病史采集要点

病史采集应着重了解关节痛的可能诱因、起病方式、疼痛出现时间、疼痛的部位、性质、程度、加重和缓解因素。

（1）可能的诱因：外伤、感染、过度劳累、饮酒、天气变冷受凉。

（2）关节痛的特点：起病缓急、性质（是否为游走性，有无红、肿、热、痛、关节畸形）、程度，与天气、活动的关系。痛风引起的关节疼痛以第一跖趾关节、拇指关节多见；风湿性关节炎病变关节可出现红、肿、热、痛，呈游走性；类风湿关节炎以近端指间关节、掌指关节等四肢小关节疼痛为主。

（3）伴随症状：有无发热、畏寒、乏力、盗汗、消瘦、纳差，有无有心悸，有无皮肤紫癜、红斑、光过敏，有无腹痛，有无肌肉疼痛、肌无力、肌萎缩，有无淋巴结大、肝大、脾大。局部有无红、肿、热、痛，是否对称、有无晨僵、关节变形。

（4）相关病史：既往有无类似发作史，有无关节外伤史，有无结核病、风湿病病史，有无关节手术史，疑有传染病的应了解流行病史，女性患者还应了解月经及婚育史。

2. 关节痛的病因鉴别

（1）伴低热、乏力、盗汗、消瘦、纳差，多见于结核性关节炎。

(2)伴血尿酸升高,局部红肿、灼热,多见于痛风。

(3)伴有皮肤紫癜,腹痛,多见于关节受累型过敏性紫癜。

(4)伴有皮肤红斑、光过敏、低热和多器官损害,多见于系统性红斑狼疮。

(5)伴高热畏寒,局部红、肿、热、痛,多见于化脓性关节炎。

二、病例分析解读

1. 病史分析

病史特点:①中年女性,无诱因起病。②关节疼痛、关节肿胀,以双手指关节为主,伴有明显晨僵。③无光过敏、无皮疹、无发热的表现。

双手、双膝关节肿痛的原因考虑为风湿免疫性疾病。部分系统性红斑狼疮患者以指关节肿痛为首发症状,关节病变一般为非侵蚀性,且关节外的系统性症状(如蝶形红斑、脱发、皮疹、蛋白尿等)突出。类风湿性关节炎表现以晨僵、关节痛与压痛、关节肿胀、关节畸形、关节功能障碍为特点。根据病史特点,患者为中年女性,主要表现为关节疼痛、关节肿胀,有明显晨僵,无光过敏、无皮疹、无发热的表现,提示为类风湿性关节炎。

2. 体格检查分析

该患者肺部无异常体征,排除结核性关节炎。腹平软,无压痛,移动性浊音(-),双下肢无水肿,排除肾脏疾病。结合患者左腕关节肿胀且有压痛,双手第2、3掌指关节肿胀且有压痛,提示类风湿性关节炎。

3. 辅助检查分析

(1)该患者实验室检查结果尤其是类风湿因子(RF)为110kU/L,抗环瓜氨酸肽抗体(ACPA)为58RU/mL,抗核抗体1:20,提示患者有类风湿性关节炎。

(2)手指及腕关节、肩关节、双膝关节X线片对类风湿性关节炎的诊断、关节病变分期、疾病演变的监测很重要。

4. 诊断

类风湿性关节炎。

5. 鉴别诊断

(1)骨关节炎:以中老年人多发,主要累及膝、脊柱等负重关节。手骨关节炎常多影响远端指间关节,膝关节有摩擦感,类风湿因子、抗环瓜氨酸肽抗体均为阴性;X线片示关节边缘呈唇样增生或骨疣形成,如出现关节间隙狭窄多为非对称性。

(2)强直性脊柱炎:多见于青壮年男性,外周关节受累以非对称性的下肢大关节炎为主,极少累及手关节。X线片可见骶髂关节骨质破坏、关节融合等。可有家族史,血清RF为阴性。

(3)银屑病关节炎:多于银屑病若干年后发生,本病累及远端指关节处更明显,且表现为该关节的附着端炎和手指炎。同时可有骶髂关节炎和脊柱炎,血清 RF 多为阴性。

(4)系统性红斑狼疮:本病的关节病变一般为非侵蚀性,且关节外的系统性症状以蝶形红斑、脱发、皮疹、蛋白尿等较突出。血清 RF 可为阳性,抗核抗体、抗双链 DNA 抗体等均为阳性。

6. 治疗

(1)使用非甾体类抗炎药,改善症状。

(2)慢作用抗风湿药(或改变病情抗风湿药)治疗。

(3)必要时采用糖皮质激素及生物治疗。

(4)针对贫血进行治疗。

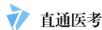

直通医考

1. 下列不属于类风湿性关节炎关节表现特点的是(　　)

　　A. 关节晨僵　　　　B. 不对称关节肿　　　　C. 关节痛
　　D. 关节压痛　　　　E. 关节畸形

2. 中年男性,手、膝关节痛 1 年,类风湿因子 1∶32。见双手多个近指关节肿胀,有压痛,双膝关节活动弹响。对该患者主要的可能诊断是(　　)

　　A. 退行性关节炎　　B. 痛风关节炎　　　　C. 强直性脊柱炎
　　D. 类风湿关节炎　　E. 风湿性关节炎

3. 下列药物中可以控制类风湿性关节炎病情进展的是(　　)

　　A. 阿司匹林　　　　B. 非甾体类消炎药　　C. 氨甲蝶呤
　　D. 强的松　　　　　E. 大剂量丙种球蛋白

4. 类风湿性关节炎关节的基本病理改变是(　　)

　　A. 滑膜炎　　　　　B. 血管炎　　　　　　C. 关节囊、韧带及肌腱附着点炎
　　D. 软骨变性　　　　E. 类风湿性肉芽肿

项目十七 系统性红斑狼疮

实训目标

知识目标	掌握	系统性红斑狼疮的临床表现、诊断和治疗	☆☆☆
	熟悉	病史采集及病例分析的流程	☆☆
	了解	系统性红斑狼疮的病因和发病机制	☆
素质目标		提升学生正确的临床思维能力	☆
		体会如何与患者沟通,建立良好的医患关系	☆

实训方法

1. PBL 教学:由 1 名学生模拟标准化病人,其余学生分组进行病史采集和病例讨论。
2. 教师针对学生讨论结果进行讲评、总结。
3. 实训结束后,总结病例讨论内容,书写实训报告。

实训准备

实训室、标准化病人(提前培训)、笔、记录本。

标准化病人

李××,女,35 岁。面部红斑伴间断发热 5 个月。

患者 5 个月前经暴晒后出现面部红色皮疹,后有间断发热,体温最高 38.5℃,有轻咳,无痰,无咽痛,伴反复口腔溃疡,间断双膝关节肿痛,明显脱发,未就诊。无腹痛、腹泻,无尿频、尿急、尿痛,无口干、眼干。发病以来大小便和睡眠正常,体重无明显变化。既往对紫外线过敏,无结核病史,无毒物及放射线接触史,无手术及外伤史。月经正常,无遗传性疾病家族史。

体格检查 体温 38℃,脉搏 94 次/分,呼吸 24 次/分,血压 120/70mmHg。头发稀疏,双侧面部红斑,略高出皮面,浅表淋巴结未触及肿大。睑结膜无苍白,巩膜无黄染,舌面有散在溃疡,无咽部充血,无扁桃体肿大,无甲状腺肿大。双肺未闻及干、湿啰音。心界不大,心率94次/分,律齐,未闻及杂音。腹平软,无压痛,肝、脾肋下未及。双膝关节无红肿,压痛(+),浮髌试验(-),其余关节无异常,双下肢无水肿。

实验室检查 血常规:血红蛋白110g/L,白细胞 $4.5\times10^9/L$,血小板 $105\times10^9/L$。抗核抗体1:640(正常值<1:40),类风湿因子40kU/mL(正常值0~20kU/mL)。尿常规:尿蛋白(++),镜检(-)。

实训内容

任务一:病史采集

患者,女,35岁,面部红斑伴间断发热5个月。

(1)围绕该患者的简要病史进行分组讨论,分析导致患者出现这些症状的原因有哪些。为明确诊断,还需了解患者的哪些信息?

(2)请对该患者进行问诊。问诊要条理性强,能抓住重点,围绕病情询问。问诊过程运用医患沟通的方法和技巧,重视人文关怀。

(3)请将对该患者进行病史采集(问诊)的过程填入下表。

病史采集	满分(15分)	得分
一、问诊内容	13分	
(一)现病史		
1.根据主诉及相关鉴别询问		
(1)发病诱因		
(2)红斑		
(3)发热		
(4)伴随症状		
2.诊疗经过		
(1)是否曾到过医院就诊,做过哪些检查		
(2)治疗及用药情况		√
3.一般情况		
患病以来精神、饮食、睡眠、大小便及近期体重变化情况		√
(二)相关病史		
1.有无药物过敏史		√
2.与该病有关的其他病史		
二、问诊技巧	2分	

续表

病史采集	满分 (15分)	得分
1.条理性强,能抓住重点		
2.能围绕病情询问		
注意事项:①主要症状和次要症状的具体情况、特点要详尽。②诊疗经过要根据题目适当扩展。③相关病史要根据简要病史适当扩展	学生得分	

任务二:病例分析

标准化病人病历摘要(见本项目标准化病人)。

(1)围绕该患者的病历进行分组讨论,给出初步诊断,说明诊断依据,进行鉴别诊断。为明确诊断,还需要进一步完善哪些检查?为该患者制订治疗方案。

(2)请将病例分析的结果填入下表。

病例分析	满分 (22分)	得分
一、初步诊断	4分	
二、诊断依据(初步诊断错误,诊断依据不得分) 主要诊断依据	5分	
(1)		
(2)		
(3)		
(4)		
(5)		
三、鉴别诊断	4分	
1.		
2.		
3.		
四、进一步检查	5分	
1.		
2.		
3.		

续表

病例分析	满分(22分)	得分
4.		
五、治疗原则	4分	
1.		
2.		
3.		
4.		
注意事项：1.诊断需注意病变的急性、慢性、部位、分级、分度和分期 2.主要诊断依据包括：①年龄、性别、主诉；②症状的具体情况；③主要阳性体征的检查结果；④有临床意义的辅助检查结果；⑤与该病发生有关的病史 3.次要诊断依据包括：①症状、体征；②辅助检查结果 4.写出3或4个鉴别诊断 5.治疗原则填写不用太具体	学生得分	

任务解读

一、病史采集解读

1. 红斑的史采集要点

病史采集应着重了解红斑的可能诱因或病因，病程的长短，起病的缓急，首发或复发，分布部位、形态、大小、数目及其演变过程。

（1）可能的病因或诱因：发病前有无病毒或细菌感染性疾病；有无服用过某种药物或注射过某种疫苗；有无食用陈腐的肉、鱼、牡蛎等；是否与寒冷季节有关，每年相同季节是否发病等；有无光敏感；有无经常用普鲁卡因酰胺、肼苯哒嗪、抗癫痫药、利血平、灰黄霉素、口服避孕药等。

（2）症状的特点：了解红斑的分布部位、形态、大小、数目及其演变过程。系统性红斑狼疮患者最常见多形性、对称性皮损，可累及全身各个部位，以面部及手部多见。面部红斑好发于鼻颊两侧，呈蝶形分布，缓解期红斑可消退留有棕黑色素沉着；指甲周围红斑，具有特征性，也可有盘状红斑。

（3）伴随症状：皮损处是否瘙痒、疼痛，是否伴有发热、肌肉关节痛、口腔溃疡和脱发（额顶部有无参差不齐的脱发、稀发、黄发及枯萎），有无少尿、血尿、水肿，有无神经及精神障碍,有无心悸、气促、咳嗽、胸痛,有无腹痛、腹泻、血便、便秘等。

(4)相关病史:有无精神病、癫痫、胃溃疡、高血压、肺结核、糖尿病、免疫系统性疾病病史,有无家族史、疫水接触史、手术及外伤史,有无食物或其他过敏史,女性患者应了解婚育史。此外,还需要了解患者的职业。

2. 红斑的病因鉴别

常见面部红斑分为持续性面部红斑和短暂性面部红斑两类。持续性面部红斑多表现为以下几方面。

(1)感染性疾病所致的面部红斑,多见于丹毒、蜂窝织炎、面癣等。

(2)炎症性疾病所致的面部红斑,多见于脂溢性皮炎、痤疮、接触性皮炎、面部银屑病等。

(3)自身免疫性疾病所致的面部红斑,多见于红斑狼疮、皮肌炎等。

二、病例分析解读

1. 病史分析

病史特点:①女性,35岁,青年女性。②面部红斑、间断发热,伴口腔溃疡、双膝关节肿痛、脱发。

面部红斑伴间断发热的原因多为风湿免疫性疾病,部分患者以指关节肿痛为首发症状,关节病变一般为非侵蚀性,且关节外的系统性症状如蝶形红斑、脱发、皮疹、蛋白尿等突出。类风湿性关节炎表现以晨僵、关节痛与压痛、关节肿胀、关节畸形、关节功能障碍为特点,无光过敏、无皮疹、无发热的表现。根据病史特点,患者为青年女性,主要表现有发热、面部红斑、皮疹、双膝关节肿痛、蛋白尿等,应首先考虑系统性红斑狼疮。

2. 体格检查分析

该患者肺部无异常体征,排除慢性肺部疾病。腹平软,无腹壁紧张、压痛、反跳痛,结合病史排除急腹症。甲状腺无肿大,排除甲状腺功能亢进症。结合患者头发稀疏,面部红斑,双膝关节压痛(+),考虑系统性红斑狼疮。

3. 辅助检查分析

(1)辅助检查结果:该患者实验室检查结果示抗核抗体(+)、尿蛋白(++),均有助于系统性红斑狼疮的诊断。

(2)进一步行抗双链 DNA 抗体、抗 ENA 抗体检测,必要时行肾脏穿刺检查,有助于确诊狼疮性肾炎。

4. 诊断

系统性红斑狼疮。

项目十七 系统性红斑狼疮

5.鉴别诊断

（1）类风湿性关节炎：以对称性多关节肿痛、晨僵为突出特点，除类风湿因子阳性外，还可检测到特异性较高的抗环瓜氨酸肽抗体（抗CCP抗体）；关节病变是进展性的，X线检查能看到关节破坏，晚期可出现特征性的关节畸形。该患者仅表现为双膝关节压痛，无其他关节症状，结合实验室检查结果，可排除。

（2）慢性肾小球肾炎：具有明确的蛋白尿、血尿、水肿和高血压的表现，病史1年以上，多为双侧肾脏受累，影像学检查表现为双肾不对称性缩小。该患者尿蛋白（++），无血尿、水肿、高血压，从临床表现可基本排除该病。

6.治疗原则

（1）急性活动期要卧床休息；避免紫外线照射。

（2）应用糖皮质激素。

（3）应用免疫抑制剂治疗：环磷酰胺等。

（4）外用药治疗面部皮疹。

直通医考

1.下列关于系统性红斑狼疮临床表现的叙述，不正确的是（　　）

A.肾脏损害最常见　　B.晚期多有关节畸形　　C.可发生偏瘫

D.可发生脑膜炎　　E.可有心包炎

2.系统性红斑狼疮最常见的皮肤损害部位是（　　）

A.胸部　　B.腹部　　C.颈部

D.背部　　E.暴露部位

3.以下有助于系统性红斑狼疮诊断的检测是（　　）

A.抗中性粒细胞胞浆抗体　　B.抗SPR抗体　　C.RF

D.抗SSA（RO）抗体　　E.抗ds-DNA抗体

4.对诊断系统性红斑狼疮特异性最高的自身抗体是（　　）

A.抗SSA抗体　　B.抗Sm抗体　　C.抗核抗体

D.抗ds-DNA抗体　　E.类风湿因子

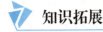 知识拓展

系统性红斑狼疮的健康教育

1982年,皮肤科医生贝特发现一位患者面部出现像被狼咬过后的水肿性红斑,就把这种皮肤病命名为红斑狼疮。后来发现这种病还可累及肾脏、脑、心脏、关节等,故提出系统性红斑狼疮的概念。

对该疾病的治疗除了药物治疗外,还需避免诱因,并对患者进行健康教育。

1. 避免日晒

约73%的系统性红斑狼疮患者有光过敏症状,紫外线、红外线、热及荧光都可引起疾病发作,使病情加重,故患者应避免日晒。

2. 吸烟

吸烟不利于病情恢复,甚至加重病情。

3. 饮食

系统性红斑狼疮患者应给予平衡、健康、营养的膳食,目前推荐患者的饮食构成为碳水化合物占50%~55%,蛋白质占15%,脂肪不超过30%。

4. 休息与锻炼

在急性活动期应以休息为主,在缓解期可进行适合于自己、循序渐进的身体锻炼,避免过度兴奋、激动和悲哀,保持情绪稳定。

5. 皮肤护理指导

注意个人卫生,切忌挤压皮肤斑丘疹,预防皮损处感染。保持皮肤清洁干燥,每天用温水擦洗,忌用碱性肥皂。避免接触刺激性物品,如染发剂、烫发剂、定型发胶、农药等。

6. 用药护理指导

坚持严格按医嘱治疗,不可擅自改变药物剂量或突然停药。应向患者详细介绍所用药物的名称、剂量、给药时间和方法等,教会其观察药物疗效和不良反应。

7. 其他

系统性红斑狼疮患者应避免文眉、文眼线及使用化妆品等。对于有心、脑、肾严重受累,抗SSA抗体和抗心磷脂抗体阳性者不宜生育,因为生育不仅可使50%左右的患者病情恶化,而且习惯性流产率高。

项目十八 脑出血

 实训目标

知识目标	掌握	脑出血的临床表现、诊断和治疗	☆☆☆
	熟悉	病史采集及病例分析的流程	☆☆
	了解	脑出血的病因和发病机制	☆
素质目标		提升学生正确的临床思维能力	☆
		体会如何与患者沟通,建立良好的医患关系	☆

 实训方法

1. PBL 教学:由 1 名学生模拟标准化病人,其余学生分组进行病史采集并展开病例讨论。
2. 教师针对学生讨论结果进行讲评、总结。
3. 实训结束后,总结病例讨论内容,书写实训报告。

 实训准备

实训室、标准化病人(提前培训)、笔、记录本。

 标准化病人

时××,男,55 岁。突起头痛伴右侧肢体无力 5 小时。

5 小时前患者进餐时突感左侧头痛,随即出现右侧肢体无力、麻木、活动不灵活,伴言语不能、右侧口角流涎,无恶心、呕吐、肢体抽搐和意识障碍。起病以来患者精神差,未进食,无大小便失禁。既往高血压病史 10 年,不规范服用降压药物。有长期吸烟、饮酒史。其母亲有高血压病,10 年前死于脑出血。

体格检查 体温 36.8℃,呼吸 20 次/分,脉搏 88 次/分,血压 200/105mmHg。神志清,皮肤及巩膜无黄染,无肝掌、蜘蛛痣,浅表淋巴结未触及肿大。心、肺、腹查体未见异常。双下肢无水肿。神经系统检查见运动性失语,眼底未见视盘水肿,双侧瞳孔等大、等圆,直径3mm,对光反射灵敏,眼球运动自如,无眼球震颤。双侧额纹对称,右侧鼻唇沟稍浅,口角左偏,伸舌右偏;右侧上、下肢肌力分别为1级和2级、肌张力减低,腱反射消失,右侧偏身感觉减退,右侧巴宾斯基征(+),颈软,脑膜刺激征(-)。

实验室检查 血常规:血红蛋白130g/L,白细胞 8.5×10^9/L,中性粒细胞75%。血糖、肝功能、肾功能均正常。

器械检查 颅脑CT检查:左侧基底核出现异常高密度影。

 实训内容

任务一:病史采集

患者,男,55岁。突起头痛、伴右侧肢体无力5小时。

(1)围绕该患者的简要病史进行分组讨论,分析导致患者出现这些症状的原因有哪些。为明确诊断,还需了解患者的哪些信息?

(2)请对该患者进行问诊。问诊要条理性强,能抓住重点,围绕病情询问。问诊过程运用医患沟通的方法和技巧,重视人文关怀。

(3)请将对该患者进行病史采集(问诊)的过程填入下表。

病史采集	满分(15分)	得分
一、问诊内容	13分	
(一)现病史		
1.根据主诉及相关鉴别询问		
(1)发病诱因		
(2)头痛		
(3)肢体无力		
(4)伴随症状		
2.诊疗经过		
(1)是否曾到过医院就诊,做过哪些检查		
(2)治疗及用药情况	√	
3.一般情况		
患病以来精神、饮食、睡眠、大小便及近期体重变化情况	√	
(二)相关病史		
1.有无药物过敏史	√	
2.与该病有关的其他病史		

续表

病史采集	满分 (15分)	得分
二、问诊技巧	2分	
1.条理性强，能抓住重点		
2.能围绕病情询问		
注意事项：①主要症状和次要症状的具体情况、特点要详尽。②诊疗经过要根据题目适当扩展。③相关病史要根据简要病史适当扩展	学生得分	

任务二：病例分析

标准化病人病历摘要（见本项目标准化病人）。

（1）围绕该患者的病历进行分组讨论，给出初步诊断，说明诊断依据，进行鉴别诊断。为明确诊断，还需要进一步完善哪些检查？为该患者制订治疗方案。

（2）请将病例分析的结果填入下表。

病例分析	满分 (22分)	得分
一、初步诊断（请学生列举主要诊断，次要诊断已给出）	4分	
1.		
2.高血压病（3级，极高危）		
二、诊断依据（初步诊断错误，诊断依据不得分）	5分	
1.主要诊断依据		
（1）		
（2）		
（3）		
（4）		
（5）		
2.次要诊断依据（略）		
三、鉴别诊断	4分	
1.		
2.		
3.		
四、进一步检查	5分	

续表

病例分析	满分 (22分)	得分
1.		
2.		
3.		
五、治疗原则	4分	
1.		
2.		
3.		
4.		
5.		
注意事项	1.诊断需注意病变的急性、慢性、部位、分级、分度和分期 2.主要诊断依据包括：①年龄、性别、主诉；②症状的具体情况；③主要阳性体征的检查结果；④有临床意义的辅助检查结果；⑤与该病发生有关的病史 3.次要诊断依据包括：①症状、体征；②辅助检查结果 4.写出3或4个鉴别诊断 5.治疗原则填写不用太具体	学生得分

 任务解读

一、病史采集解读

1. 头痛的病史采集要点

病史采集应着重了解头痛的诱因，起病的缓急、部位、程度与性质、出现的时间与持续时间，以及加重、减轻的因素等。

（1）可能的诱因：剧烈运动、情绪激动、过劳、用力排便、脑外伤等。

（2）头痛的特点：高血压引起的头痛多在额部或整个头部；偏头痛及丛集性头痛多在一侧；颅内病变的头痛常为深在性且较弥散；眼源性头痛为浅在性且局限于眼眶、前额或颞部。

（3）伴随症状：是否伴呕吐，呕吐是否为喷射状，呕吐后是否缓解，是否伴眩晕，是否伴发热，是否伴有癫痫发作，有无精神症状、意识障碍、视力障碍、眼球痛或项痛，有无焦虑、失眠、偏瘫、失语。

(4)相关病史:有无高血压病、心脏病、神经系统疾病病史,有无烟酒嗜好,有无心血管疾病家族史。

2. **头痛的病因鉴别**

(1)头痛伴剧烈喷射样呕吐,多见于颅内压增高。

(2)头痛伴剧烈呕吐,呕吐后头痛减轻,多见于偏头痛。

(3)头痛伴发热,多见于感染性疾病。

(4)头痛伴脑膜刺激征,多见于脑膜炎、蛛网膜下腔出血。

(5)头痛伴眩晕,多见于小脑肿瘤、椎基底动脉供血不足等。

(6)头痛伴视力障碍,多见于青光眼、脑肿瘤。

(7)头痛伴癫痫发作,多见于脑血管畸形、脑内寄生虫病或脑肿瘤等。

(8)头痛伴肢体无力,多见于脑出血、脑梗死、颅内感染等颅脑病变。

二、病例分析解读

1. **病史分析**

病史特点:①老年男性,有高血压病史,及高血压病、脑出血家族史。②在进餐时突然出现左侧头痛、右侧偏瘫、偏麻。③伴有言语不能、口角流涎。

该患者为老年人,突发头痛、偏瘫、偏麻、失语等,诊断应首先考虑颅脑病变。患者有高血压病史及高血压病、脑出血家族史,活动时发病,病情进展迅速,考虑急性脑血管疾病脑出血可能性大。脑梗死常在安静状态下发病,发病缓慢,大多无明显的头痛、呕吐和意识障碍。因该患者无呕吐,颅高压表现不明显,神志清,无意识障碍,故脑梗死暂不能完全排除。

2. **体格检查分析**

该患者查体可见血压明显升高;右侧偏瘫伴运动性失语;右侧偏身感觉障碍;神志清楚,脑膜刺激征阴性,提示病变位于左侧基底核区。综合病史和体格检查提示脑出血可能性大。因其颅高压和意识障碍不明显,故脑梗死暂不能完全排除。

3. **辅助检查分析**

颅脑 CT 是临床诊断急性脑血管疾病的常用检查方法。脑出血发病后,CT 即可显示新鲜血肿,并可显示血肿部位、大小、形态及是否破入脑室,血肿周围有无低密度水肿带及占位效应、脑组织移位和梗阻性脑积水。脑出血急性期(发病 1 周内)CT 检查示高密度影,边缘清、水肿带小;吸收期(1 周至 2 个月内)CT 检查示阴影密度降低、边缘模糊、水肿带明显;囊变期(2 个月后)CT 检查示低密度囊腔、边界清晰、脑沟增宽。脑梗死患者发病 24 小时内 CT 检查可无阳性发现或仅显示局部模糊的低密度影;发病第 2 天至 2 个月 CT 表现为低密度灶,部位、范围与闭塞血管供血区一致,皮质、髓质同时受累。该患者发病5小时,CT 检查结果符合脑出血急性期表现,且明确出血部位在左侧基底核,故其他脑血管疾病可排除。

4.诊断

(1)脑出血(左侧基底核)。

(2)高血压病(3级,极高危)。

5.鉴别诊断

(1)急性脑梗死:常于安静状态下发病,发病较缓慢,大多无明显头痛和呕吐。有颈内动脉系统或椎基底动脉系统症状和体征,颅脑 CT 有助于鉴别。

(2)蛛网膜下腔出血:多有情绪激动、用力排便、咳嗽等诱因,发病较突然。有剧烈头痛、项背痛或下肢疼痛、恶心呕吐、面色苍白、全身冷汗等表现精神方面表现为一过性意识障碍,脑膜刺激征明显。此外,还有脑神经损伤、视力及视野障碍等。

(3)脑肿瘤卒中:发病前可能有慢性头痛病史,颅脑 CT 可能发现血肿呈混杂密度,但有时需经动态观察才能最终确诊。

6.治疗原则

(1)一般治疗:尽可能就近治疗,减少不必要的搬动;平卧休息,保持安静,减少探视;严密观察体温、脉搏、呼吸和血压等生命体征,注意瞳孔和意识变化。保持呼吸道通畅,必要时给氧。定时更换体位,防止褥疮。

(2)维持水、电解质平衡和补充营养等对症支持治疗,防治并发症。

(3)积极治疗脑水肿,降低颅内压,常选用甘露醇或利尿剂,也可选用人血白蛋白。

(4)做好血压管理。

(5)必要时手术治疗。

(6)康复治疗。

直通医考

1.高血压性脑出血最好发的部位是( )

A.皮质下白质　　　　　　B.脑桥　　　　　　C.小脑

D.脑室　　　　　　　　　E.基底节

2.脑出血患者的 CT 图像是( )

A.起病后即可出现异常高密度影　　B.起病 24~48 小时出现高密度影

C.起病后可见低密度影　　　　　　D.起病后 24~48 小时出现低密度影

E.起病 24 小时仍无变化

3. 脑出血内科治疗最重要的措施是（   ）
   A. 降低颅内压，控制脑水肿   B. 使用止血剂   C. 降低血压
   D. 使用抗生素，预防感染   E. 镇静止痛

4. 患者，男性，55岁，有高血压病史，锻炼时突发头痛、呕吐、右侧偏瘫。查体：昏迷，左侧瞳孔5mm，光反射消失，右侧肢体肌力0级。对该患者的临床诊断是（   ）
   A. 脑出血   B. TIA   C. 脑栓塞
   D. 蛛网膜下腔出血   E. 颈内动脉血栓形成

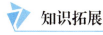

知识拓展

高血压性脑出血中国多学科诊治指南

高血压性脑出血（hypertensive intracerebral hemorrhage，HICH）指具有明确高血压病史患者突然发生基底核区、丘脑、脑室、小脑及脑干等部位的脑实质出血，并排除外伤、血管结构异常性疾病、凝血功能障碍、血液性疾病、系统性疾病及肿瘤性疾病引起的继发性脑出血。HICH具有高发病率、高病死率、高致残率、高复发率的特点。HICH的防治需要急诊科、影像科、神经内科、神经外科、重症医学科及康复科等多学科的合作。2015年，中华医学会神经外科学分会、中国医师协会急诊医师分会、国家卫生健康委员会脑卒中筛查与防治工程委员会组织国内多学科专家，共同制定了《自发性脑出血诊断治疗中国多学科专家共识》，对指导和规范我国自发性脑出血（spontaneous intracerebral hemorrhage，SICH）的诊治起到了重要作用。

近5年来，随着大量多学科研究进展和新的循证医学证据的发表，依据我国基本国情，将共识升级为指南将有助于国内各级医疗单位在临床实践过程中更好地制定决策。《高血压性脑出血中国多学科诊治指南》主要针对我国SICH中最常见、诊治争议较多的HICH进行介绍，并参照2015年美国心脏协会/美国卒中协会（AHA/ASA）SICH指南的证据级别予以推荐：推荐级别为Ⅰ级（应当实施）、Ⅱa级（实施是适当的）、Ⅱb级（可以考虑）和Ⅲ级（无益或有害），证据级别为A级（多中心或多项随机对照试验）、B级（单中心单项随机对照试验或多项非随机对照试验）和C级（专家意见，病例研究）。

参考答案

项目一 慢性阻塞性肺疾病

1.C 2.B 3.D 4.E

项目二 支气管哮喘

1.D 2.C 3.E

项目三 肺 炎

1.C 2.D 3.A 4.A

项目四 心力衰竭

1.B 2.D 3.D

项目五 冠心病、心绞痛

1.E 2.C 3.A 4.D

项目六 高血压

1.C 2.C 3.D 4.BE

项目七 消化性溃疡

1.E 2.B 3.C 4.B

项目八 肝硬化

1.C 2.D 3.A 4.B

项目九 上消化道出血

1.D 2.A 3.D 4.C

项目十 慢性肾小球肾炎

1.D 2.E 3.D 4.C

项目十一 尿路感染

1.B 2.E 3.C 4.C

项目十二 缺铁性贫血

1.E 2.B 3.E 4.C

项目十三　白血病

1．D　2．B　3．E

项目十四　甲状腺功能亢进症

1．B　2．C　3．E　4．C

项目十五　糖尿病

1．D　2．C　3．D　4．C

项目十六　类风湿性关节炎

1．B　2．D　3．C　4．A

项目十七　系统性红斑狼疮

1．B　2．E　3．E　4．B

项目十八　脑出血

1．E　2．A　3．A　4．A

参考文献

1. 葛均波,徐永健,王辰.内科学[M].9版.北京:人民卫生出版社,2018.
2. 刘丽.内科学实训教程[M].西安:西安交通大学出版社,2016.
3. 葛均波,徐永健,梅长林.内科学[M].8版.北京:人民卫生出版社.2013.
4. 中华医学会神经外科学分会,中国医师协会急诊医师分会,中华医学会神经病学分会脑血管病学组,等.高血压性脑出血中国多学科诊治指南[J].中国急救医学,2020,40(8):689-702.
5. 临床执业医师资格考试专家组.临床执业医师资格考试实践技能应试指导[M].北京:中国协和医科大学出版社,2020.